厚生労働省「試験問題作成に関する手引き(令和5年4月)」に準拠

4章特化
登録販売者試験
クリア
薬事関係の法規・制度

手引き(令和5年4月)対応

薬事日報社

はじめに

登録販売者試験で出題される問題は、厚生労働省の「試験問題の作成に関する手引き(以下、手引き)」から作問されますが、受験者にとって、なんともとっつきにくいところは手引き第4章の「薬事関係の法規・制度」の内容です。なぜなら、法令のなかでも解釈難度の高さで知られる医薬品医療機器等法の条文があちらこちらに顔を出してくるからです。

また、医薬品医療機器等法は頻繁に法令改正がなされるため、登録販売者の法定研修においても主要な研修課題のひとつになっています。ゆえに第4章の知識が乏しければ、法令のキャッチアップに支障を来し、登録販売者の任務たる法令遵守を適正に果たすことができません。

本書は、第4章及びこれに関連する章の出題範囲を攻略するために作成され、①医薬品、②他の物、③販売規制、④広告その他、⑤虫くい条文、の5つに切り分けた構成としています。

登録販売者試験の出題範囲をひととおり学習した後は、本書で理解をチェックし、そして知識の定着を図ってください。

試験合格にグイッと近づくことでしょう。

令和5年　盛夏

團　野　　浩

凡 例

生物由来■■

□□□ ★★☆ [Ⅳ] **生物由来■■**は、製品の使用による▲▲▲の発生リスクに着目して▲▲▲。

□□□ ★★★ [Ⅰ] ▲▲▲等によってHIVやCJDの感染被害が多発したことを踏まえ、**生物由来■■**による感染等被害救済制度(生物由来製品感染等被害救済制度)が▲▲▲。

□□□ ★☆☆ [Ⅴ] **生物由来■■**を製造販売する企業には、当該製品や当該製品の原料又は材料による感染症に関する最新の論文等に基づいて、当該製品の安全性を評価し、その成果を定期的に▲▲▲に報告する制度が▲▲▲。

★★★	よくでる
★★☆	ふつう
★☆☆	あまりでない
[Ⅰ]	第１章の範囲
[Ⅳ]	第４章の範囲
[Ⅴ]	第５章の範囲

目 次

第１節 医薬品

第２節 他の物

第３節 販売規制

第４節 広告その他

第５節 虫くい条文

第１節
医薬品

医薬品の定義には三つあり、そのいずれかに該当する物は「医薬品」とみなされます。

医薬品には、市場に流通させてはいけないものと、流通させてよいものがあります。

流通させてはいけない医薬品は、その販売等が禁止されます。

流通させてもよい医薬品は、その特性や使途、リスクの程度で分類され、それぞれに応じた規制を受けることになります。

001 医薬品

□□□ ★★★ ［Ⅳ］

日本薬局方【P25】に収められている物は、**医薬品**である。（医薬品の定義の一つめ【P170】）

□□□ ★★★ ［Ⅳ］

人又は動物の疾病の診断、治療又は予防に使用されることが目的とされている物であって、機械器具等でないもの（医薬部外品及び再生医療等製品を除く）は、**医薬品**である。（医薬品の定義の二つめ【P170】）

≪関連≫機械器具等とは、以下の物をいう。

- 機械器具
- 歯科材料
- 医療用品
- 衛生用品
- プログラム
- プログラムを記録した記録媒体

【参考】プログラムとは、パソコン等にインストールすることにより、医療機器としての性能を発揮するプログラム（例：画像診断機器で撮影した画像データを処理し、病巣の候補位置を表示するプログラム）をいう。

□□□ ★★☆ ［Ⅳ］

人又は動物の身体の構造又は機能に影響を及ぼすことが目的とされている物であって、機械器具等でないもの（医薬部外品、化粧品及び再生医療等製品を除く）は、**医薬品**である。（医薬品の定義の三つめ【P170】）

□□□ ★★☆ [Ⅳ] 疾病の診断、治療又は予防に使用される物には、検査薬や殺虫剤、器具用消毒薬のように、人の身体に直接使用されない**医薬品**も含まれる。

【参考】検査薬は、疾病の診断に使用される。

【参考】殺虫剤は、衛生害虫がもたらす疾病の予防に使用される。

【参考】器具用消毒薬は、病原微生物がもたらす疾病の予防に使用される。

□□□ ★★☆ [Ⅳ] **医薬品**は、厚生労働大臣より製造業の許可を受けた者でなければ製造してはならない。

[罰則] 違反者は、3年以下の懲役もしくは300万円以下の罰金、又はこれを併科

□□□ ★★☆ [Ⅳ] **医薬品**は、厚生労働大臣より製造販売業の許可を受けた者でなければ製造販売してはならない。

[罰則] 違反者は、3年以下の懲役もしくは300万円以下の罰金、又はこれを併科

≪関連≫製造販売業とは、製造等した医薬品又は輸入した医薬品を、薬局開設者や医薬品の販売業者等に販売等する業態(いわゆる元(もと)売り業)をいう。

≪関連≫上記の「製造等した医薬品」には、自ら製造した医薬品のほか、他の事業者に委託して製造された医薬品が含まれる。一方、他の事業者から委託を受けて製造した医薬品は含まれない。

□□□ ★★☆ [Ⅳ] **医薬品**は、品目ごとに、品質、有効性及び安全性について審査等を受け、その製造販売について厚生労働大臣の承認を受けたものでなければならない。

[罰則] 違反者は、3年以下の懲役もしくは300万円以下の罰金、又はこれを併科

□ ★★☆ 必要な承認を受けずに製造販売された**医薬品**の販売
□ ［Ⅳ］ 等は禁止されている。
□

［罰則］ 違反者は、3 年以下の懲役もしくは 300 万円以下の罰金、又はこれを併科

≪関連≫ 厚生労働大臣が基準を定めて指定する医薬品については、当該基準への適合認証を受ければ製造販売することができ、承認を要さない。

□ ★★☆ **医薬品**に化粧品的な効能効果を表示・標榜すること
□ ［Ⅳ］ は、承認された効能効果に含まれる場合を除き、適当
□ でない。

〈理由〉 医薬品の過度の消費や乱用等の不適正な使用を助長するおそれがあるため

---

002 不良医薬品

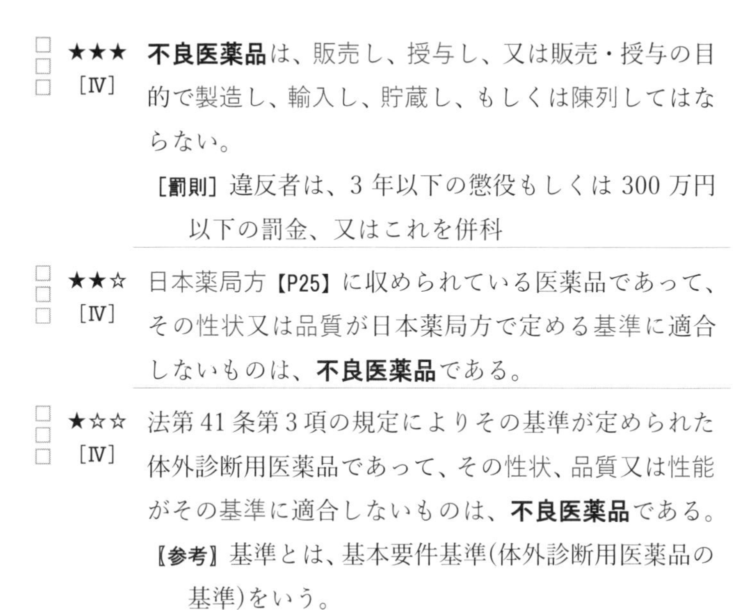

□□□ ★★★ [IV]

不良医薬品は、販売し、授与し、又は販売・授与の目的で製造し、輸入し、貯蔵し、もしくは陳列してはならない。

[罰則] 違反者は、3年以下の懲役もしくは300万円以下の罰金、又はこれを併科

□□□ ★★☆ [IV]

日本薬局方【P25】に収められている医薬品であって、その性状又は品質が日本薬局方で定める基準に適合しないものは、**不良医薬品**である。

□□□ ★☆☆ [IV]

法第41条第3項の規定によりその基準が定められた体外診断用医薬品であって、その性状、品質又は性能がその基準に適合しないものは、**不良医薬品**である。

【参考】基準とは、基本要件基準(体外診断用医薬品の基準)をいう。

□□□ ★★☆ [IV]

承認を受けた医薬品であって、その成分もしくは分量又は性状もしくは品質がその承認の内容と異なるものは、**不良医薬品**である。

≪関連≫認証を受けた体外診断用医薬品であって、その成分もしくは分量又は性状、品質もしくは性能がその認証の内容と異なるものは、不良医薬品である。

【参考】認証とは、基準に合致することを証明する第三者機関の処分をいう。一部の体外診断用医薬品については、厚生労働大臣ではなく、登録認証機関によって製造販売の可否の判断が行われる。

□□□ ★☆☆ [Ⅳ] 厚生労働大臣が基準を定めて指定した医薬品であって、その成分もしくは分量又は性状、品質もしくは性能がその基準に適合しないものは、**不良医薬品**である。

【参考】厚生労働大臣が基準を定めて指定した医薬品とは、平成6年厚生省告示第104号、平成17年厚生労働省告示第120号により指定されたものをいう。

□□□ ★☆☆ [Ⅳ] 法第42条第1項の規定によりその基準が定められた医薬品であって、その基準に適合しないものは、**不良医薬品**である。

【参考】基準とは、個別の基準(例：放射性医薬品基準、生物学的製剤基準)をいう。

□□□ ★★★ [Ⅳ] その全部又は一部が不潔な物質又は変質もしくは変敗した物質から成っている医薬品は、**不良医薬品**である。

【参考】不潔な物質とは、有害であるか否かにかかわらず、非衛生的と感じるものをいう。

□□□ ★★☆ [Ⅳ] 異物が混入し、又は付着している医薬品は、**不良医薬品**である。

□□□ ★★☆ [Ⅳ] 病原微生物その他疾病の原因となるものにより汚染され、又は汚染されているおそれがある医薬品は、**不良医薬品**である。

【参考】汚染されているおそれがある医薬品とは、汚染が判明した製品と同一ロットのもの等をいう。

□□□ ★★☆ ［Ⅳ］ 着色のみを目的として、厚生労働省令で定めるタール色素以外のタール色素が使用されている医薬品は、**不良医薬品**である。

【参考】「着色のみ」とあるため、着色以外の目的(例：殺菌)を兼ねてタール色素が配合されている場合は該当しない。

【参考】厚生労働省令で定めるタール色素は、医薬品用タール色素という。

□□□ ★★☆ ［Ⅳ］ 薬局及び医薬品の販売業では、**不良医薬品**を販売等してはならない。

---

003 不良(容器等)医薬品

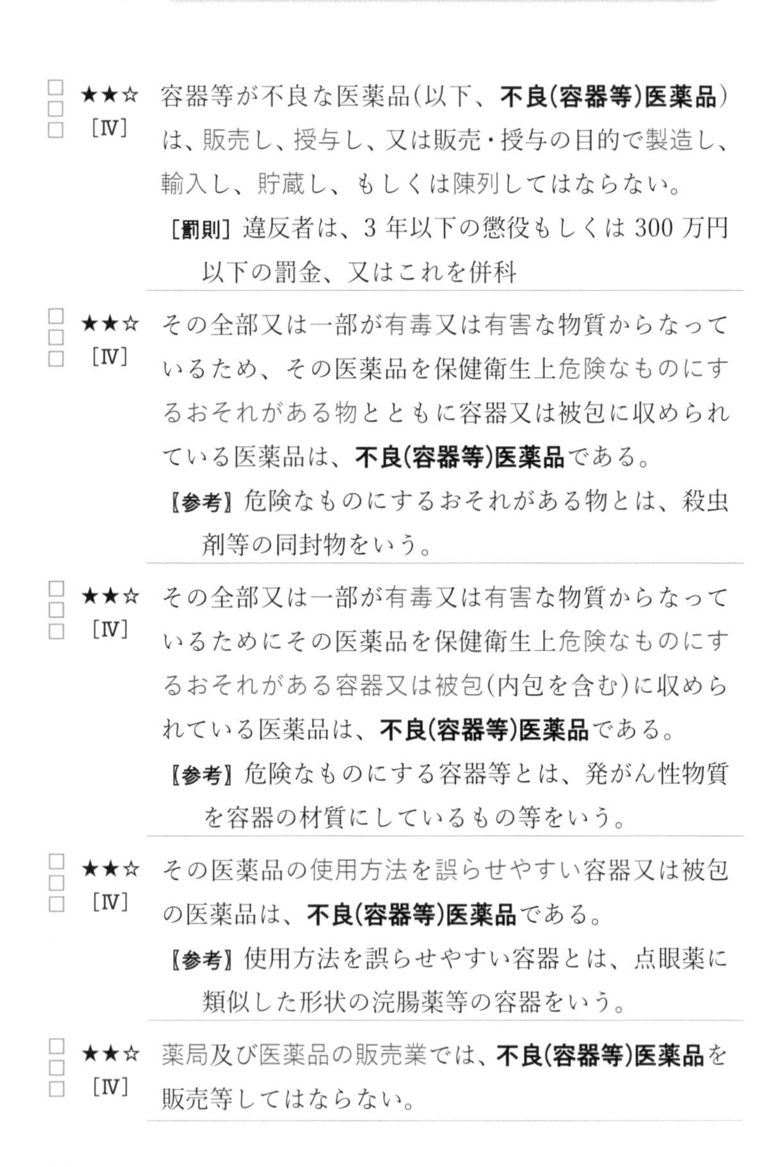

□□□ ★★☆ [Ⅳ]

容器等が不良な医薬品(以下、**不良(容器等)医薬品**)は、販売し、授与し、又は販売・授与の目的で製造し、輸入し、貯蔵し、もしくは陳列してはならない。

[罰則] 違反者は、3年以下の懲役もしくは300万円以下の罰金、又はこれを併科

□□□ ★★☆ [Ⅳ]

その全部又は一部が有毒又は有害な物質からなっているため、その医薬品を保健衛生上危険なものにするおそれがある物とともに容器又は被包に収められている医薬品は、**不良(容器等)医薬品**である。

【参考】危険なものにするおそれがある物とは、殺虫剤等の同封物をいう。

□□□ ★★☆ [Ⅳ]

その全部又は一部が有毒又は有害な物質からなっているためにその医薬品を保健衛生上危険なものにするおそれがある容器又は被包(内包を含む)に収められている医薬品は、**不良(容器等)医薬品**である。

【参考】危険なものにする容器等とは、発がん性物質を容器の材質にしているもの等をいう。

□□□ ★★☆ [Ⅳ]

その医薬品の使用方法を誤らせやすい容器又は被包の医薬品は、**不良(容器等)医薬品**である。

【参考】使用方法を誤らせやすい容器とは、点眼薬に類似した形状の浣腸薬等の容器をいう。

□□□ ★★☆ [Ⅳ]

薬局及び医薬品の販売業では、**不良(容器等)医薬品**を販売等してはならない。

---

004 模造に係る医薬品

□□□ ★★☆ [Ⅳ] **模造に係る医薬品**は、販売し、授与し、又は販売・授与の目的で製造し、輸入し、貯蔵し、もしくは陳列してはならない。

［罰則］違反者は、3 年以下の懲役もしくは 300 万円以下の罰金、又はこれを併科

【参考】模造に係る医薬品とは、名称、表示、包装、添付される文書、組成、起源に関し、故意（こい）に偽った医薬品(以下に例示)をいう。

- 表示された成分が含まれていない医薬品
- 表示成分以外の有効成分が含まれている医薬品
- 表示とは異なる起源の有効成分が含まれている医薬品
- 表示量と異なっている医薬品(不純物の混入を含む)

【参考】治験等で用いるプラセボは、模造に係る医薬品に該当しない。

□□□ ★★☆ [Ⅳ] 薬局及び医薬品の販売業では、**模造に係る医薬品**を販売等してはならない。

005 不正表示医薬品

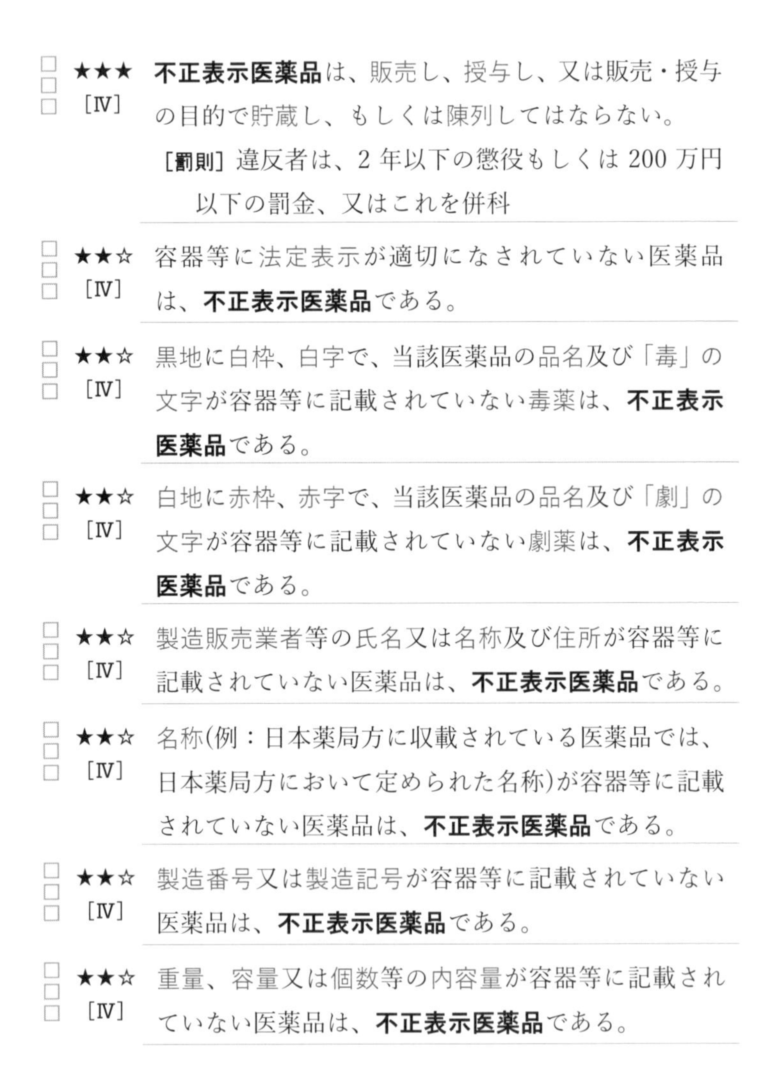

□□□ ★★★ ［Ⅳ］ **不正表示医薬品**は、販売し、授与し、又は販売・授与の目的で貯蔵し、もしくは陳列してはならない。

［罰則］違反者は、2 年以下の懲役もしくは 200 万円以下の罰金、又はこれを併科

□□□ ★★☆ ［Ⅳ］ 容器等に法定表示が適切になされていない医薬品は、**不正表示医薬品**である。

□□□ ★★☆ ［Ⅳ］ 黒地に白枠、白字で、当該医薬品の品名及び「毒」の文字が容器等に記載されていない毒薬は、**不正表示医薬品**である。

□□□ ★★☆ ［Ⅳ］ 白地に赤枠、赤字で、当該医薬品の品名及び「劇」の文字が容器等に記載されていない劇薬は、**不正表示医薬品**である。

□□□ ★★☆ ［Ⅳ］ 製造販売業者等の氏名又は名称及び住所が容器等に記載されていない医薬品は、**不正表示医薬品**である。

□□□ ★★☆ ［Ⅳ］ 名称(例：日本薬局方に収載されている医薬品では、日本薬局方において定められた名称)が容器等に記載されていない医薬品は、**不正表示医薬品**である。

□□□ ★★☆ ［Ⅳ］ 製造番号又は製造記号が容器等に記載されていない医薬品は、**不正表示医薬品**である。

□□□ ★★☆ ［Ⅳ］ 重量、容量又は個数等の内容量が容器等に記載されていない医薬品は、**不正表示医薬品**である。

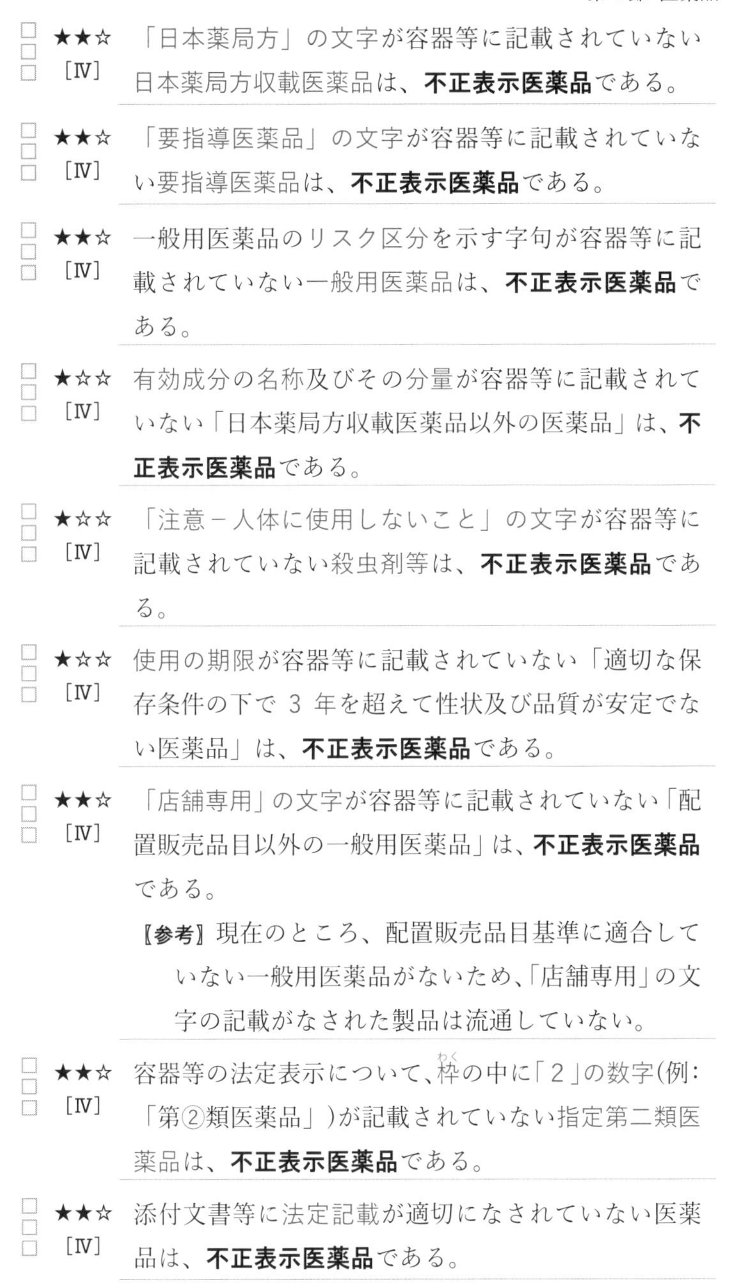

□□□ ★★☆ [Ⅳ] 「日本薬局方」の文字が容器等に記載されていない日本薬局方収載医薬品は、**不正表示医薬品**である。

□□□ ★★☆ [Ⅳ] 「要指導医薬品」の文字が容器等に記載されていない要指導医薬品は、**不正表示医薬品**である。

□□□ ★★☆ [Ⅳ] 一般用医薬品のリスク区分を示す字句が容器等に記載されていない一般用医薬品は、**不正表示医薬品**である。

□□□ ★☆☆ [Ⅳ] 有効成分の名称及びその分量が容器等に記載されていない「日本薬局方収載医薬品以外の医薬品」は、**不正表示医薬品**である。

□□□ ★☆☆ [Ⅳ] 「注意－人体に使用しないこと」の文字が容器等に記載されていない殺虫剤等は、**不正表示医薬品**である。

□□□ ★☆☆ [Ⅳ] 使用の期限が容器等に記載されていない「適切な保存条件の下で 3 年を超えて性状及び品質が安定でない医薬品」は、**不正表示医薬品**である。

□□□ ★★☆ [Ⅳ] 「店舗専用」の文字が容器等に記載されていない「配置販売品目以外の一般用医薬品」は、**不正表示医薬品**である。

【参考】現在のところ、配置販売品目基準に適合していない一般用医薬品がないため、「店舗専用」の文字の記載がなされた製品は流通していない。

□□□ ★★☆ [Ⅳ] 容器等の法定表示について、枠(わく)の中に「2」の数字(例:「第②類医薬品」)が記載されていない指定第二類医薬品は、**不正表示医薬品**である。

□□□ ★★☆ [Ⅳ] 添付文書等に法定記載が適切になされていない医薬品は、**不正表示医薬品**である。

□□□ ★★☆ [Ⅳ] 用法用量その他使用及び取扱い上必要な注意等が添付文書等に記載されていない医薬品は、**不正表示医薬品**である。

□□□ ★★☆ [Ⅳ] 他の文字、記事、図画、又は図案に比較して見やすい場所に法定表示等がなされていない医薬品は、**不正表示医薬品**である。

□□□ ★★☆ [Ⅳ] 購入者等にとって読みやすく理解しやすい用語で正確に法定表示等がなされていない医薬品は、**不正表示医薬品**である。

□□□ ★★☆ [Ⅳ] 特に明瞭に法定表示等がなされていない医薬品は、**不正表示医薬品**である。

□□□ ★★☆ [Ⅳ] 邦文で法定表示等がなされていない医薬品は、**不正表示医薬品**である。

□□□ ★★★ [Ⅳ] 記載禁止事項【P188】に該当する内容が記載されている医薬品は、**不正表示医薬品**である。

□□□ ★★☆ [Ⅳ] 当該医薬品に関し、虚偽又は誤解を招くおそれのある事項が記載されている医薬品は、**不正表示医薬品**である。

□□□ ★★☆ [Ⅳ] 承認を受けていない効能、効果又は性能が記載されている医薬品は、**不正表示医薬品**である。

□□□ ★★★ [Ⅳ] 保健衛生上危険がある用法、用量又は使用期間が記載されている医薬品は、**不正表示医薬品**である。

□□□ ★★☆ [Ⅳ] **不正表示医薬品**の販売禁止は、薬局及び医薬品の販売業にも適用される。

□□□ ★★☆ [Ⅳ] 薬局及び医薬品の販売業では、**不正表示医薬品**を販売等してはならない。

006 無承認無許可医薬品

□□□ ★★☆ [Ⅳ]

人の身体の構造又は機能に影響を及ぼすことが目的とされている物は医薬品に該当するが、この中には、「やせ薬」を標榜（ひょうぼう）したもの等の**無承認無許可医薬品**も含まれる。

【参考】「やせ薬」を標榜した食品は、人の身体の機能に影響を及ぼす物とみなされ、医薬品の扱いになる。とはいえ、こうした食品は、許可を受けた事業者が取り扱っているわけではなく、承認を受けて製造販売されているわけでもないため、無承認無許可医薬品として取締りの対象となる。

□□□ ★★☆ [Ⅳ]

外形上（がいけいじょう）、食品として販売等されている製品であっても、その成分本質、効能効果の標榜内容等に照らして医薬品とみなされる場合には、承認を受けずに製造販売され、又は製造業の許可等を受けずに製造された医薬品（すなわち**無承認無許可医薬品**）として、医薬品医療機器等法に基づく取締りの対象となる。

□□□ ★★☆ [Ⅳ]

経口的に摂取される物が医薬品に該当するか否かは、一般の生活者からみて必ずしも明確ではないため、**無承認無許可医薬品**の指導取締りの一環として、「医薬品の範囲に関する基準【P60】」が示されている。

□□□ ★★☆ [Ⅳ]

いわゆる健康食品の製品中に医薬品成分が検出された場合は、**無承認無許可医薬品**として、医薬品医療機器等法に基づく取締りの対象となる。

□□□ ★★☆ [Ⅳ] **無承認無許可医薬品**の摂取によって重篤な健康被害が発生した事例が知られており、厚生労働省、消費者庁や都道府県等では、因果関係が完全に解明されていなくとも、広く一般に対して注意を喚起して健康被害の拡大防止を図るため、製品名を公表している。

□□□ ★☆☆ [Ⅳ] 薬局、店舗販売業又は配置販売業に従事する専門家においては、行政庁が公表する**無承認無許可医薬品**や健康被害の情報に日頃から留意しておくことも重要である。

□□□ ★★☆ [Ⅱ] 医薬品の使用だけでなく、ダイエット食品として購入された**無承認無許可医薬品**の使用による重篤な肝機能障害も知られている。

□□□ ★★☆ [Ⅴ] **無承認無許可医薬品**によると疑われる健康被害は、最寄りの保健所に連絡する。

□□□ ★★☆ [Ⅴ] **無承認無許可医薬品**の使用による健康被害は、医薬品副作用被害救済制度の対象から除外されている。

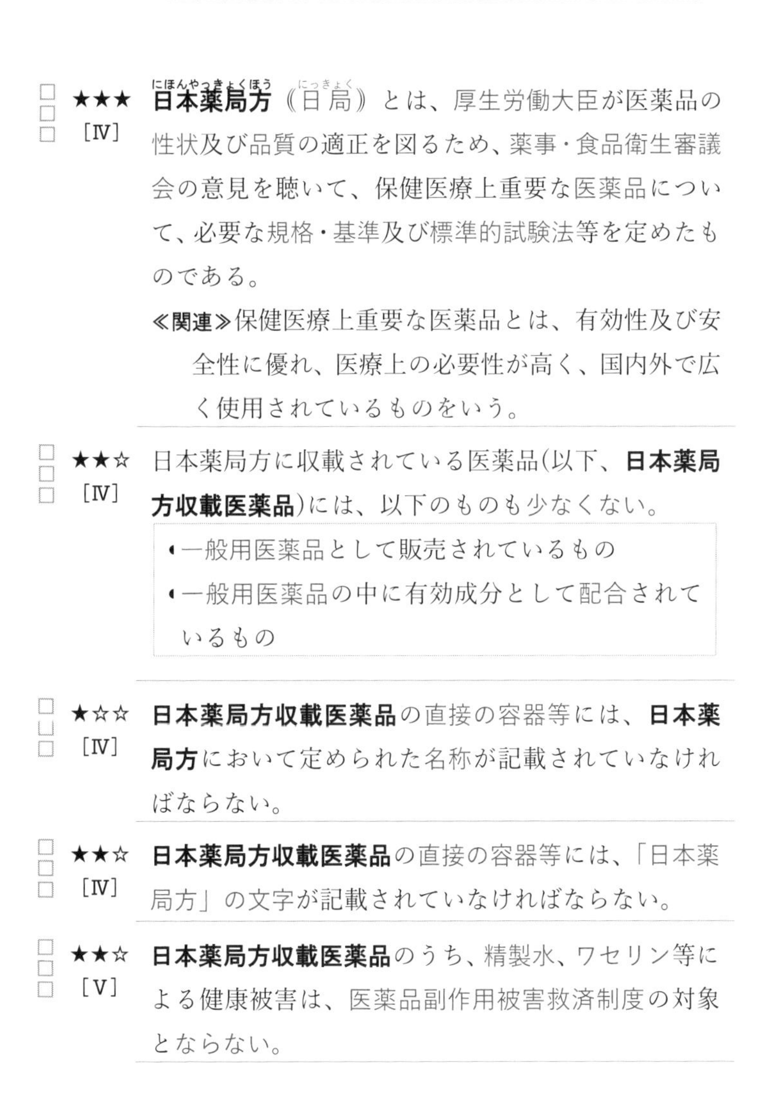

007 日本薬局方収載医薬品

□□□ ★★★ [Ⅳ]

日本薬局方（にほんやっきょくほう）《日局（にっきょく）》とは、厚生労働大臣が医薬品の性状及び品質の適正を図るため、薬事・食品衛生審議会の意見を聴いて、保健医療上重要な医薬品について、必要な規格・基準及び標準的試験法等を定めたものである。

≪関連≫保健医療上重要な医薬品とは、有効性及び安全性に優れ、医療上の必要性が高く、国内外で広く使用されているものをいう。

□□□ ★★☆ [Ⅳ]

日本薬局方に収載されている医薬品(以下、**日本薬局方収載医薬品**)には、以下のものも少なくない。

- 一般用医薬品として販売されているもの
- 一般用医薬品の中に有効成分として配合されているもの

□□□ ★☆☆ [Ⅳ]

日本薬局方収載医薬品の直接の容器等には、**日本薬局方**において定められた名称が記載されていなければならない。

□□□ ★★☆ [Ⅳ]

日本薬局方収載医薬品の直接の容器等には、「日本薬局方」の文字が記載されていなければならない。

□□□ ★★☆ [Ⅴ]

日本薬局方収載医薬品のうち、精製水、ワセリン等による健康被害は、医薬品副作用被害救済制度の対象とならない。

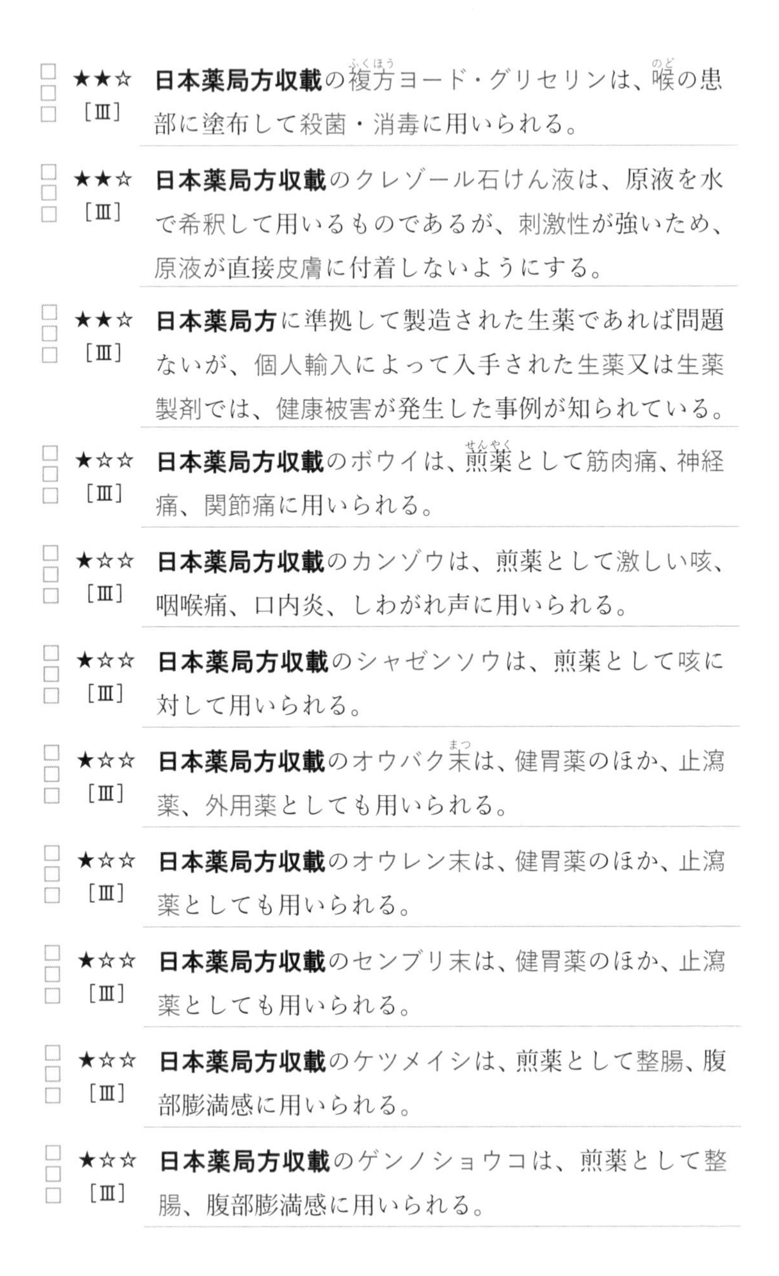

□□□ ★★☆ ［Ⅲ］ **日本薬局方収載**の複方ヨード・グリセリンは、喉の患部に塗布して殺菌・消毒に用いられる。

□□□ ★★☆ ［Ⅲ］ **日本薬局方収載**のクレゾール石けん液は、原液を水で希釈して用いるものであるが、刺激性が強いため、原液が直接皮膚に付着しないようにする。

□□□ ★★☆ ［Ⅲ］ **日本薬局方**に準拠して製造された生薬であれば問題ないが、個人輸入によって入手された生薬又は生薬製剤では、健康被害が発生した事例が知られている。

□□□ ★☆☆ ［Ⅲ］ **日本薬局方収載**のボウイは、煎薬として筋肉痛、神経痛、関節痛に用いられる。

□□□ ★☆☆ ［Ⅲ］ **日本薬局方収載**のカンゾウは、煎薬として激しい咳、咽喉痛、口内炎、しわがれ声に用いられる。

□□□ ★☆☆ ［Ⅲ］ **日本薬局方収載**のシャゼンソウは、煎薬として咳に対して用いられる。

□□□ ★☆☆ ［Ⅲ］ **日本薬局方収載**のオウバク末は、健胃薬のほか、止瀉薬、外用薬としても用いられる。

□□□ ★☆☆ ［Ⅲ］ **日本薬局方収載**のオウレン末は、健胃薬のほか、止瀉薬としても用いられる。

□□□ ★☆☆ ［Ⅲ］ **日本薬局方収載**のセンブリ末は、健胃薬のほか、止瀉薬としても用いられる。

□□□ ★☆☆ ［Ⅲ］ **日本薬局方収載**のケツメイシは、煎薬として整腸、腹部膨満感に用いられる。

□□□ ★☆☆ ［Ⅲ］ **日本薬局方収載**のゲンノショウコは、煎薬として整腸、腹部膨満感に用いられる。

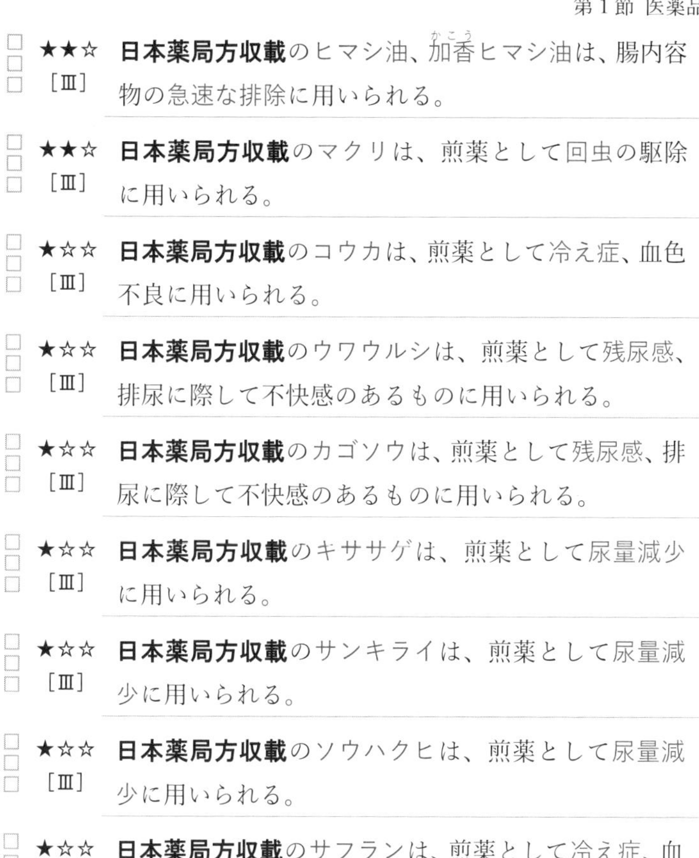

□□□ ★★☆ [Ⅲ] **日本薬局方収載**のヒマシ油、加香ヒマシ油は、腸内容物の急速な排除に用いられる。

□□□ ★★☆ [Ⅲ] **日本薬局方収載**のマクリは、煎薬として回虫の駆除に用いられる。

□□□ ★☆☆ [Ⅲ] **日本薬局方収載**のコウカは、煎薬として冷え症、血色不良に用いられる。

□□□ ★☆☆ [Ⅲ] **日本薬局方収載**のウワウルシは、煎薬として残尿感、排尿に際して不快感のあるものに用いられる。

□□□ ★☆☆ [Ⅲ] **日本薬局方収載**のカゴソウは、煎薬として残尿感、排尿に際して不快感のあるものに用いられる。

□□□ ★☆☆ [Ⅲ] **日本薬局方収載**のキササゲは、煎薬として尿量減少に用いられる。

□□□ ★☆☆ [Ⅲ] **日本薬局方収載**のサンキライは、煎薬として尿量減少に用いられる。

□□□ ★☆☆ [Ⅲ] **日本薬局方収載**のソウハクヒは、煎薬として尿量減少に用いられる。

□□□ ★☆☆ [Ⅲ] **日本薬局方収載**のサフランは、煎薬として冷え症、血色不良に用いられる。

第1節 医薬品

008 毒薬

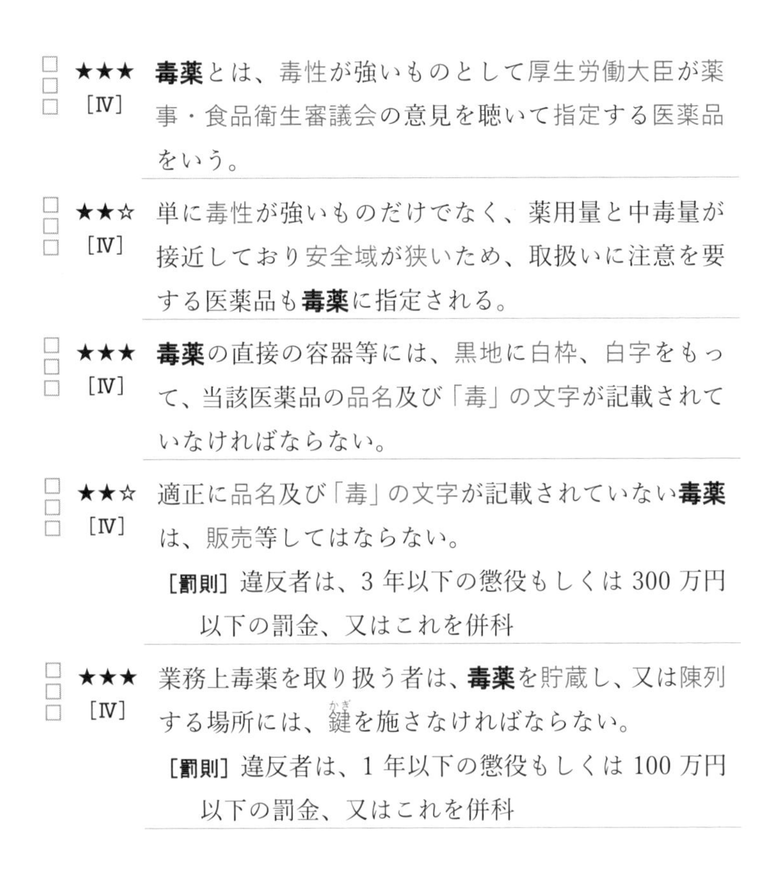

□□□ ★★★ [Ⅳ] **毒薬**とは、毒性が強いものとして厚生労働大臣が薬事・食品衛生審議会の意見を聴いて指定する医薬品をいう。

□□□ ★★☆ [Ⅳ] 単に毒性が強いものだけでなく、薬用量と中毒量が接近しており安全域が狭いため、取扱いに注意を要する医薬品も**毒薬**に指定される。

□□□ ★★★ [Ⅳ] **毒薬**の直接の容器等には、黒地に白枠、白字をもって、当該医薬品の品名及び「毒」の文字が記載されていなければならない。

□□□ ★★☆ [Ⅳ] 適正に品名及び「毒」の文字が記載されていない**毒薬**は、販売等してはならない。

[罰則] 違反者は、3年以下の懲役もしくは300万円以下の罰金、又はこれを併科

□□□ ★★★ [Ⅳ] 業務上毒薬を取り扱う者は、**毒薬**を貯蔵し、又は陳列する場所には、鍵(かぎ)を施さなければならない。

[罰則] 違反者は、1年以下の懲役もしくは100万円以下の罰金、又はこれを併科

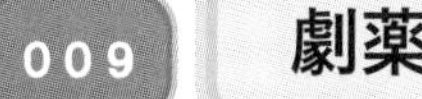

009 劇薬

□□□ ★★★ [Ⅳ] **劇薬**とは、劇性が強いものとして厚生労働大臣が薬事・食品衛生審議会の意見を聴いて指定する医薬品をいう。

□□□ ★★☆ [Ⅳ] 単に劇性が強いものだけでなく、薬用量と中毒量が接近しており安全域が狭いため、取扱いに注意を要する医薬品も**劇薬**に指定される。

□□□ ★★★ [Ⅳ] **劇薬**の直接の容器等には、白地に赤枠、赤字をもって、当該医薬品の品名及び「劇」の文字が記載されていなければならない。

□□□ ★★☆ [Ⅳ] 適正に品名及び「劇」の文字が記載されていない**劇薬**は、販売等してはならない。

[罰則] 違反者は、3年以下の懲役もしくは300万円以下の罰金、又はこれを併科

□□□ ★★★ [Ⅲ] 1日用量中センソが5 mgを超えて含有している医薬品は、**劇薬**に指定されている。

010 毒・劇薬

□□□ ★★★ [Ⅳ] **毒薬、劇薬**は、要指導医薬品に該当することがある。

【参考】現在のところ、要指導医薬品の劇薬はあるが、毒薬はない。

□□□ ★★★ [Ⅳ] 現在のところ、一般用医薬品の**毒薬、劇薬**はない。

□□□ ★★★ [Ⅳ] **毒薬、劇薬**を、14 歳未満の者その他安全な取扱いに不安のある者に交付することは禁止されている。

[罰則] 違反者は、2 年以下の懲役もしくは 200 万円以下の罰金、又はこれを併科

≪関連≫安全な取扱いに不安のある者とは、睡眠薬の乱用や不当使用等が懸念される購入希望者等をいう。

【参考】「販売の禁止」ではなく、「交付の禁止」であるため、配達人に荷を委ねる行為も対象となる。

□□□ ★★☆ [Ⅳ] 以下の者以外の医薬品の販売業者は、**毒薬、劇薬**を開封して販売等してはならない。

- 店舗管理者が薬剤師である店舗販売業者
- 医薬品営業所管理者が薬剤師である卸売販売業者

[罰則] 違反者は、1 年以下の懲役もしくは 100 万円以下の罰金、又はこれを併科

【参考】薬局では、毒薬、劇薬を開封して販売等することができる。

□□□ ★★★ [Ⅳ]

薬局開設者又は医薬品の販売業者は、**毒薬、劇薬**を一般の生活者に譲渡(じょうと)(販売を含む)する際には、当該医薬品を譲り受ける者(例：購入希望者)から、以下の事項が記入され、署名又は記名押印された文書の交付を受けなければならない。

- 品名
- 数量
- 使用目的
- 譲渡年月日
- 譲受人の氏名、住所及び職業

[罰則] 違反者は、1年以下の懲役もしくは100万円以下の罰金、又はこれを併科

【参考】店側で用紙を準備しておき、購入希望者に空欄を記入してもらうことにより、毒薬又は劇薬の譲渡手続が完了する。

≪関連≫文書に代えて、一定の条件を満たす電子的ファイルに記録したものでもよい。

□□□ ★★☆ [Ⅳ]

毒薬、劇薬は、販売はもとより、貯蔵及びその取り扱いが、他の医薬品とは区別されている。

011 生物由来製品

□□□ ★★★ [Ⅳ] **生物由来製品**とは、人その他の生物(植物を除く)に由来するものを原料又は材料として製造をされる物(以下)のうち、保健衛生上特別の注意を要するものとして厚生労働大臣が薬事・食品衛生審議会の意見を聴いて指定するものをいう。

- 医薬品
- 医薬部外品
- 化粧品
- 医療機器

【参考】再生医療等製品は、生物由来製品以上に厳格な規制の対象になっているため、指定の対象になっていない。

□□□ ★★☆ [Ⅳ] **生物由来製品**は、製品の使用による感染症の発生リスクに着目して指定される。

□□□ ★★☆ [Ⅳ] 生物由来の原材料(有効成分に限らない)が用いられているものであっても、感染症の発生リスクの蓋然性が極めて低いものは、**生物由来製品**の指定の対象とならない。

□□□ ★★★ [Ⅳ] 現在のところ、**生物由来製品**の指定を受けた一般用医薬品、要指導医薬品はない。

≪関連≫生物由来の原材料が用いられている一般用医薬品又は要指導医薬品はある。

□□□ ★★☆ [Ⅳ] 現在のところ、**生物由来製品**の指定を受けた医薬部外品、化粧品はない。

□□□ ★★★ [Ⅰ] 生物由来の医薬品等によってHIVやCJDの感染被害が多発したことを踏まえ、**生物由来製品**による感染等被害救済制度(生物由来製品感染等被害救済制度)が創設された。

□□□ ★★☆ [Ⅴ] 生物由来製品感染等被害救済制度は、**生物由来製品**を適正に使用したにもかかわらず、それを介して生じた感染等による健康被害の迅速な救済を図ることを目的としている。

□□□ ★★☆ [Ⅴ] **生物由来製品**を製造販売する企業には、当該製品や当該製品の原料又は材料による感染症に関する最新の論文等に基づいて、当該製品の安全性を評価し、その成果を定期的に国(厚生労働大臣)に報告する制度が導入されている。

012 医療用医薬品

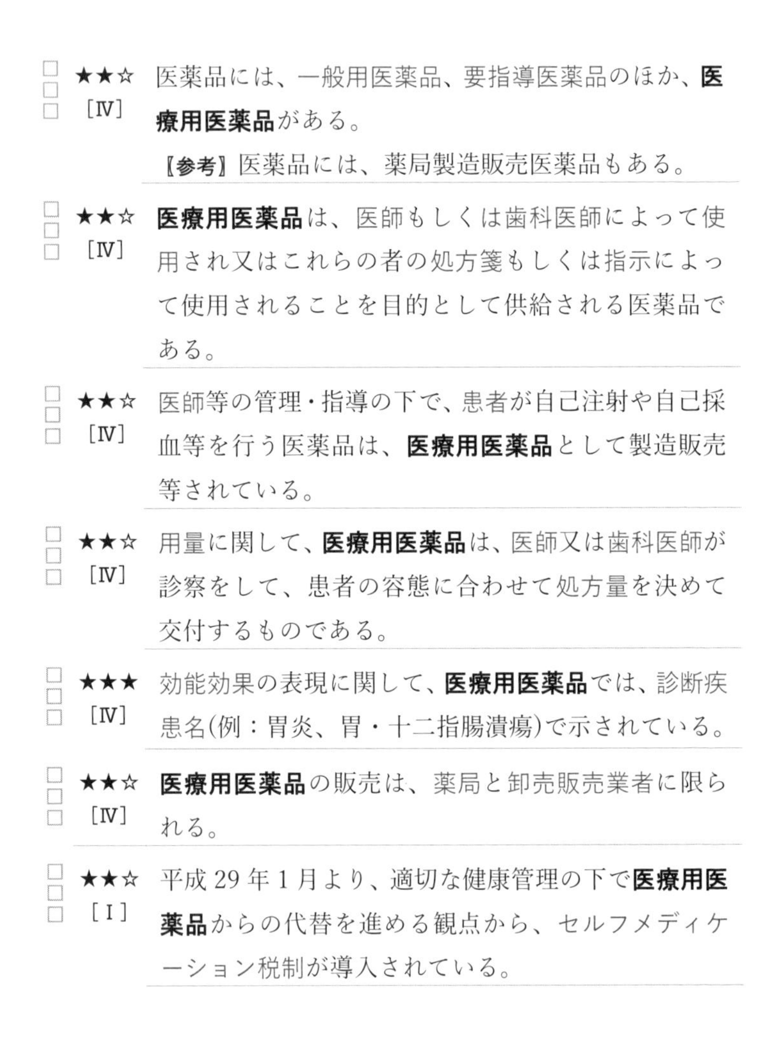

□□□ ★★☆ ［Ⅳ］
医薬品には、一般用医薬品、要指導医薬品のほか、**医療用医薬品**がある。

【参考】医薬品には、薬局製造販売医薬品もある。

□□□ ★★☆ ［Ⅳ］
医療用医薬品は、医師もしくは歯科医師によって使用され又はこれらの者の処方箋もしくは指示によって使用されることを目的として供給される医薬品である。

□□□ ★★☆ ［Ⅳ］
医師等の管理・指導の下で、患者が自己注射や自己採血等を行う医薬品は、**医療用医薬品**として製造販売等されている。

□□□ ★★☆ ［Ⅳ］
用量に関して、**医療用医薬品**は、医師又は歯科医師が診察をして、患者の容態に合わせて処方量を決めて交付するものである。

□□□ ★★★ ［Ⅳ］
効能効果の表現に関して、**医療用医薬品**では、診断疾患名(例：胃炎、胃・十二指腸潰瘍)で示されている。

□□□ ★★☆ ［Ⅳ］
医療用医薬品の販売は、薬局と卸売販売業者に限られる。

□□□ ★★☆ ［Ⅰ］
平成 29 年 1 月より、適切な健康管理の下で**医療用医薬品**からの代替を進める観点から、セルフメディケーション税制が導入されている。

---

013 薬局製造販売医薬品

□□□ ★★☆ [Ⅳ]

薬局製造販売医薬品とは、以下のいずれにも該当する医薬品をいう。

- 薬局開設者が当該薬局における設備及び器具をもって製造するもの
- 製造した薬局において、直接、消費者に販売するもの
- 厚生労働大臣の指定する有効成分以外の有効成分を含有しないもの

【参考】薬局製造販売医薬品を他の薬局が仕入れ、販売することはできない。また、その有効成分は、指定された成分のみでなければならない。

□□□ ★★★ [Ⅳ]

薬局開設者は、一般用医薬品又は**薬局製造販売医薬品**(毒薬及び劇薬であるものを除く)を特定販売することができる。

□□□ ★★☆ [Ⅴ]

一般用医薬品、要指導医薬品及び**薬局製造販売医薬品**は、これに添付する文書(添付文書)又はその容器もしくは被包に、「用法、用量その他使用及び取扱い上の必要な注意」等が記載されていなければならない。

014 要指導医薬品

□□□ ★★☆ ［Ⅳ］

要指導医薬品は、以下のいずれにも該当するとして、厚生労働大臣が薬事・食品衛生審議会の意見を聴いて指定する医薬品である。

- その効能及び効果において人体に対する作用が著しくないもの
- 薬剤師その他の医薬関係者から提供された情報に基づく需要者（じゅようしゃ）の選択により使用されるもの
- その適正な使用のために薬剤師の対面による情報の提供及び薬学的知見に基づく指導が行われることが必要なもの
- 以下のいずれかに該当するもの
  - ・承認を受けてから厚生労働省令で定める期間を経過していない新医薬品(“追っかけ”新医薬品を含む)
  - ・毒薬
  - ・劇薬
- 動物用医薬品ではないもの

【参考】新医薬品には、①既存の医薬品と明らかに異なる有効成分が配合されたものと、②医療用医薬品において使用されていた有効成分が初めて配合されたものがある。

【参考】例えば、二社が共同で開発し、別々の銘柄で承認申請した新医薬品のうち、少し遅れて承認されたものを“追っかけ”新医薬品という。

□□□ ★★☆ [Ⅳ]

要指導医薬品の指定を受けた新医薬品のうち、厚生労働省令で定める期間(以下)を経過し、薬事・食品衛生審議会で認められたものは、一般用医薬品に分類される。

- 法第14条の4第1項第1号に規定するもの《ダイレクト直後品目》については、再審査期間
  ※再審査期間の延長が行われたときは、その延長後の期間
- 法第79条第1項の規定に基づく承認条件として製造販売後の安全性に関する調査が義務づけられているもの《スイッチ直後品目》については、その承認の条件として付された安全性調査期間
  ※安全性調査期間の延長が行われたときは、その延長後の期間

【参考】ダイレクト直後品目とは、既存の医薬品と明らかに異なる有効成分が配合された“一般の生活者向け”の医薬品のうち、要指導医薬品の指定を受けたものをいう。

【参考】スイッチ直後品目とは、医療用医薬品において使用されていた有効成分が初めて配合された“一般の生活者向け”の医薬品のうち、要指導医薬品の指定を受けたものをいう。

□ ★★☆ **要指導医薬品**の指定を受けた“追っかけ”新医薬品のうち、厚生労働省令で定める期間(以下)を経過し、薬事・食品衛生審議会で認められたものは、一般用医薬品に分類される。
□ [Ⅳ]
□

- 当該ダイレクト直後品目と有効成分、分量、用法、用量、効能、効果等が同一性を有すると認められた医薬品《追っかけダイレクト直後品目》については、当該ダイレクト直後品目に係る再審査期間の満了日までの期間
- 当該スイッチ直後品目と有効成分、分量、用法、用量、効能、効果等が同一性を有すると認められた医薬品《追っかけスイッチ直後品目》については、当該スイッチ直後品目に係る安全性調査期間の満了日までの期間

【参考】当該新医薬品に係る調査期間が満了した日に、“追っかけ”新医薬品に係る調査期間も満了日を迎える。

□ ★★☆ **要指導医薬品**の直接の容器等には、「要指導医薬品」の文字が記載されていなければならない。
□ [Ⅳ]
□

---

015 一般用医薬品

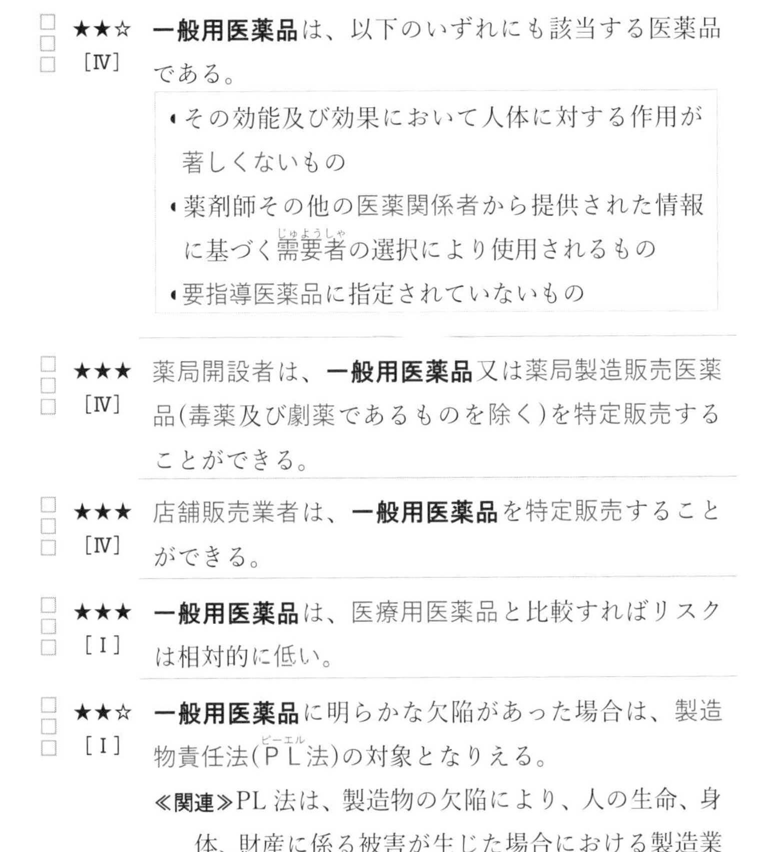

□□□ ★★☆ [Ⅳ]

一般用医薬品は、以下のいずれにも該当する医薬品である。

- その効能及び効果において人体に対する作用が著しくないもの
- 薬剤師その他の医薬関係者から提供された情報に基づく需要者の選択により使用されるもの
- 要指導医薬品に指定されていないもの

□□□ ★★★ [Ⅳ]

薬局開設者は、**一般用医薬品**又は薬局製造販売医薬品(毒薬及び劇薬であるものを除く)を特定販売することができる。

□□□ ★★★ [Ⅳ]

店舗販売業者は、**一般用医薬品**を特定販売することができる。

□□□ ★★★ [Ⅰ]

一般用医薬品は、医療用医薬品と比較すればリスクは相対的に低い。

□□□ ★★☆ [Ⅰ]

一般用医薬品に明らかな欠陥があった場合は、製造物責任法(ＰＬ法)の対象となりえる。

≪関連≫PL 法は、製造物の欠陥により、人の生命、身体、財産に係る被害が生じた場合における製造業者等の損害賠償の責任について定めている。

□□□ ★★☆ [I] 令和4年1月の見直しにより、スイッチOTC医薬品以外にも、以下に対応する**一般用医薬品**がセルフメディケーション税制の対象になっている。

- 腰痛
- 肩こり
- かぜやアレルギーの諸症状

□□□ ★★★ [I] **一般用医薬品**では、その使用の中断による不利益よりも、重大な副作用を回避することが優先される。

□□□ ★★★ [I] 乳児向けの用法用量が設定されていても、**一般用医薬品**による対処は最小限にとどめる。

□□□ ★★★ [I] 妊婦が使用した場合における安全性に関する評価は困難であるため、妊婦の使用について「相談すること」としている**一般用医薬品**が多い。

□□□ ★★☆ [I] 医療機関・薬局で交付された薬剤を使用している人の場合、登録販売者において**一般用医薬品**との併用の可否を判断することは、困難なことが多い。

□□□ ★★☆ [I] **一般用医薬品**では、購入後すぐに使用されるとは限らず、常備薬となることも多いため、使用期限から十分な余裕をもって販売する。

□□□ ★★★ [Ⅰ]
一般用医薬品の役割には、以下の6つがある。

- 軽度な疾病に伴う症状の改善
- 生活習慣病等の疾病に伴う症状発現の予防(科学的・合理的に効果が期待できるものに限る)
- 生活の質(QOL)の改善・向上
- 健康状態の自己検査
- 健康の維持・増進
- その他保健衛生

□□□ ★★☆ [Ⅰ]
一般用医薬品には、使用すればドーピングに該当する成分を含んだものがある。

□□□ ★★★ [Ⅰ]
サリドマイド製剤、キノホルム製剤は、**一般用医薬品**として過去に販売されていたこともある。

□□□ ★★☆ [Ⅱ]
一般用医薬品は、全身作用を目的とした点鼻薬はなく、いずれも鼻腔粘膜への局所作用を目的として用いられる。

□□□ ★☆☆ [Ⅱ]
重篤副作用疾患別対応マニュアルが対象とする重篤副作用疾患の中には、**一般用医薬品**によって発生するものも含まれている。

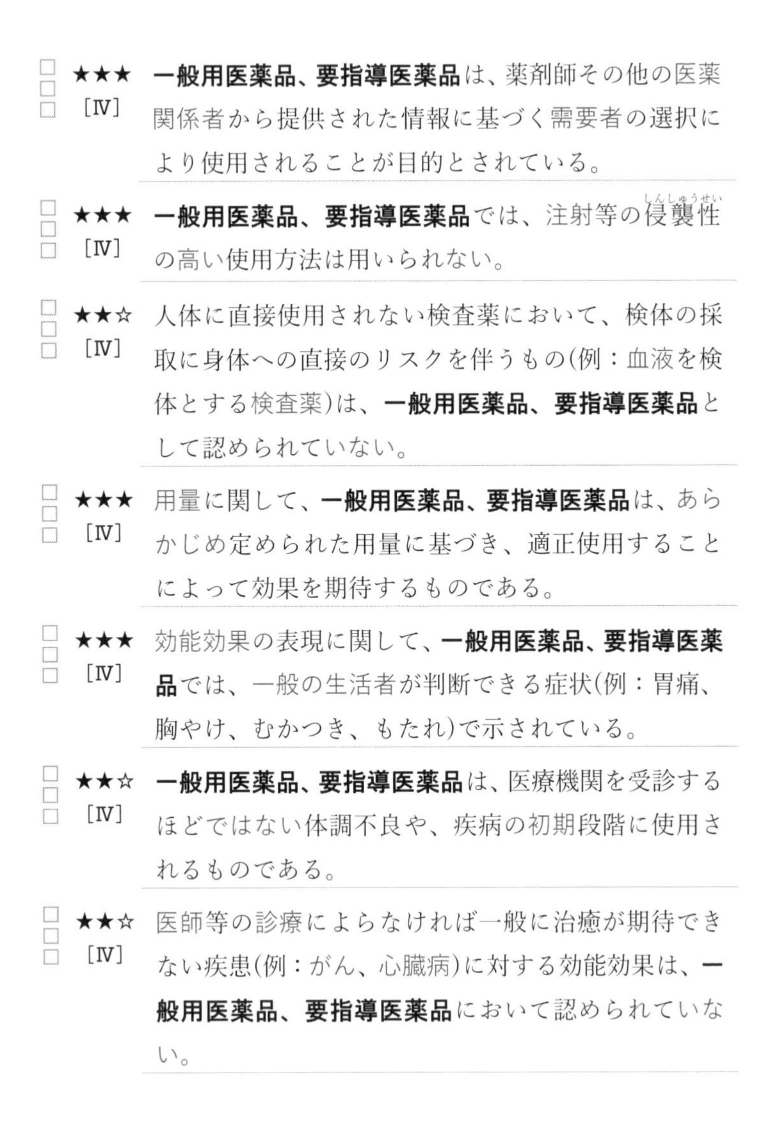

016 一般用・要指導医薬品

□□□ ★★★ [Ⅳ]

一般用医薬品、要指導医薬品は、薬剤師その他の医薬関係者から提供された情報に基づく需要者の選択により使用されることが目的とされている。

□□□ ★★★ [Ⅳ]

一般用医薬品、要指導医薬品では、注射等の侵襲性（しんしゅうせい）の高い使用方法は用いられない。

□□□ ★★☆ [Ⅳ]

人体に直接使用されない検査薬において、検体の採取に身体への直接のリスクを伴うもの(例：血液を検体とする検査薬)は、**一般用医薬品、要指導医薬品**として認められていない。

□□□ ★★★ [Ⅳ]

用量に関して、**一般用医薬品、要指導医薬品**は、あらかじめ定められた用量に基づき、適正使用することによって効果を期待するものである。

□□□ ★★★ [Ⅳ]

効能効果の表現に関して、**一般用医薬品、要指導医薬品**では、一般の生活者が判断できる症状(例：胃痛、胸やけ、むかつき、もたれ)で示されている。

□□□ ★★☆ [Ⅳ]

一般用医薬品、要指導医薬品は、医療機関を受診するほどではない体調不良や、疾病の初期段階に使用されるものである。

□□□ ★★☆ [Ⅳ]

医師等の診療によらなければ一般に治癒が期待できない疾患(例：がん、心臓病)に対する効能効果は、**一般用医薬品、要指導医薬品**において認められていない。

□□□ ★★☆ ［Ⅳ］ **一般用医薬品、要指導医薬品**及び薬局製造販売医薬品は、これに添付する文書(添付文書)又はその容器もしくは被包に、「用法、用量その他使用及び取扱い上の必要な注意」等が記載されていなければならない。

… ①医薬部外品の効能効果 その1 …

医薬部外品のパーマネント・ウェーブ用剤	•毛髪にウェーブをもたせ、保つ •くせ毛、ちぢれ毛又はウェーブ毛髪をのばし、保つ
医薬部外品の染毛剤(脱色剤、脱染剤(だつせんざい)を含む)	•染毛 •脱色 •脱染

【参考】毛髪の表面に色を塗って(コーティングして)着色するものは、医薬部外品ではなく、化粧品(染毛料)である。

017 一般用医薬品のリスク区分

□□□ ★★★ [Ⅳ]

一般用医薬品のリスク区分は、以下のとおりである。

- 第一類医薬品【P45】
- 第二類医薬品【P47】
- 第三類医薬品【P48】

□□□ ★★☆ [Ⅳ]

各製品の外箱等には、**一般用医薬品のリスク区分**ごとに定められた事項の記載がなされている。

〖参考〗リスク区分ごとに定められた事項とは、以下のとおりである。

- 第一類医薬品では、「第１類医薬品」の字句
- 第二類医薬品では、「第２類医薬品」の字句
- 第三類医薬品では、「第３類医薬品」の字句

≪関連≫指定第二類医薬品では、枠の中に「2」の数字(以下、表示例)を記載する。

- 第②類医薬品

□□□ ★★★ [Ⅳ]

一般用医薬品のリスク区分、すなわち第一類医薬品、第二類医薬品又は第三類医薬品への分類は、安全性に関する新たな知見や副作用の発生状況等を踏まえ、適宜見直しが図られている。

---

018 第一類医薬品

□□□ ★★☆ [Ⅳ]

以下の一般用医薬品は、**第一類医薬品**である。

- 以下のいずれにも該当するもの
  - ・その副作用等により日常生活に支障を来す程度の健康被害が生ずるおそれがあるもの
  - ・その使用に関し特に注意が必要なもの
  - ・厚生労働大臣が指定するもの
- 新医薬品であって、承認を受けてから厚生労働省令で定める期間(以下)を経過していないもの
  - ・ダイレクトOTC医薬品については、再審査期間に1年を加えた期間
    ※再審査期間の延長が行われたときは、その延長後の期間に1年を加えた期間
  - ・スイッチOTC医薬品については、承認条件として付された安全性調査期間に1年を加えた期間
    ※安全性調査期間の延長が行われたときは、その延長後の期間に1年を加えた期間

≪関連≫ダイレクトOTC医薬品とは、既存の医薬品と明らかに異なる有効成分が配合された一般用医薬品をいう。

≪関連≫スイッチOTC医薬品とは、医療用医薬品において使用されていた有効成分を一般用医薬品において初めて配合したものをいう。

□□□ ★★☆ [Ⅳ] 一般用医薬品のうち、保健衛生上のリスクが特に高い成分が配合されたものは、**第一類医薬品**に指定される。

□□□ ★★☆ [Ⅳ] **第一類医薬品**の指定は、一般用医薬品の配合成分又はその使用目的等に着目してなされている。

□□□ ★★☆ [Ⅳ] 既存の要指導医薬品及び一般用医薬品と、有効成分、分量、用法用量、効能効果等が明らかに異なる一般用医薬品のうち、一般用医薬品としての使用経験が少ないものは、より慎重に取り扱われる必要があるため、**第一類医薬品**に区分される。

□□□ ★☆☆ [Ⅳ] 承認にあたって要指導医薬品に指定され、要指導医薬品から移行し、以下の期間を経過していない一般用医薬品は、**第一類医薬品**である。

- 要指導医薬品から第一類医薬品に移行してから原則 1 年間

□□□ ★★☆ [Ⅳ] 新たに一般用医薬品となった医薬品は、承認後の一定期間、**第一類医薬品**になるが、その間の副作用の発生や適正使用の状況等に関する情報が収集され、それらを評価した結果に基づいて、第一類医薬品、第二類医薬品又は第三類医薬品に分類される。

□□□ ★★☆ [Ⅳ] 厚生労働大臣は、**第一類医薬品**又は第二類医薬品の指定に資するよう、医薬品に関する情報の収集に努めるとともに、必要に応じてその指定を変更しなければならない。

019 第二類医薬品

□□□ ★★★ [Ⅳ]
以下のいずれにも該当する一般用医薬品は、**第二類医薬品**である。

- その副作用等により日常生活に支障を来す程度の健康被害が生ずるおそれがあるもの
- 第一類医薬品ではないもの
- 厚生労働大臣が指定するもの

□□□ ★★☆ [Ⅳ]
一般用医薬品のうち、保健衛生上のリスクが比較的高いものは、**第二類医薬品**に指定される。

□□□ ★★☆ [Ⅳ]
第二類医薬品の指定は、一般用医薬品の配合成分又はその使用目的等に着目してなされている。

□□□ ★★☆ [Ⅳ]
厚生労働大臣は、第一類医薬品又は**第二類医薬品**の指定に資するよう、医薬品に関する情報の収集に努めるとともに、必要に応じてその指定を変更しなければならない。

020 第三類医薬品

□□□ ★★☆ [Ⅳ] 以下のいずれにも該当しない一般用医薬品は、**第三類医薬品**である。

- 第一類医薬品
- 第二類医薬品

【**参考**】厚生労働大臣が一般用医薬品のうちから第三類医薬品を指定するわけではない。

□□□ ★★☆ [Ⅳ] 一般用医薬品のうち、保健衛生上のリスクが比較的低いものが、**第三類医薬品**となる。

□□□ ★★★ [Ⅳ] **第三類医薬品**では、日常生活に支障を来す程度ではないものの、副作用等により身体の変調・不調を生じるおそれがある。

□□□ ★★☆ [Ⅳ] **第三類医薬品**について、日常生活に支障を来す程度の副作用を生じるおそれがあることが明らかとなったときは、第一類医薬品又は第二類医薬品に分類が変更されることもある。

□□□ ★★☆ [Ⅳ] **第三類医薬**を販売する場合には、薬剤師又は登録販売者に、必要な情報提供をさせることが望ましい。

021 指定第二類医薬品

□□□ ★★☆ [Ⅳ]

指定第二類医薬品とは、第二類医薬品のうち、特別の注意を要するものとして厚生労働大臣が指定するものをいう。

□□□ ★★☆ [Ⅳ]

指定第二類医薬品は、以下の成分が配合された第二類医薬品である。

- 特定の使用者(例：小児、妊婦)や相互作用に関して使用を避けるべき注意事項があり、それに該当する使用がなされた場合に重大な副作用を生じる危険性が高まる成分
- 依存性・習慣性がある成分

【参考】 指定第二類医薬品とは、不適正な使用がなされた場合にリスクが跳ね上がってしまう第二類医薬品をいう。適正に使用した場合のリスクの程度は、第二類医薬品(指定第二類医薬品を除く)と同じである。

□□□ ★★☆ [Ⅳ]

指定第二類医薬品では、薬剤師又は登録販売者による積極的な情報提供の機会がより確保されるよう、陳列方法を工夫する等の対応が求められる。

□□□ ★★☆ [Ⅳ] **指定第二類医薬品**を販売する場合には、購入しようとする者が、以下を確実に認識できるようにするために必要な措置を講じなければならない。

- 禁忌事項を確認すること
- 当該医薬品の使用について薬剤師又は登録販売者への相談を勧める旨

…②医薬部外品の効能効果 その2…

医薬部外品の育毛剤(養毛剤)	・育毛 ・薄毛(うすげ) ・かゆみ ・脱毛の予防 ・毛生(うぶげ)促進 ・発毛促進 ・ふけ ・病後・産後の脱毛 ・養毛
医薬部外品の除毛剤	・除毛

022 濫用等医薬品

□□□ ★★☆ [Ⅳ]

濫用等のおそれのあるものとして厚生労働大臣が指定する医薬品(以下、**濫用等医薬品**)は、以下のもの、その水和物及びそれらの塩類を有効成分として含有する製剤である。

- エフェドリン
- コデイン
- ジヒドロコデイン
- ブロモバレリル尿素
- プソイドエフェドリン
- メチルエフェドリン

□□□ ★★☆ [Ⅳ]

薬局開設者、店舗販売業者又は配置販売業者は、一般用医薬品のうち、**濫用等医薬品**を販売等するときは、当該薬局、店舗又は区域において医薬品の販売又は授与に従事する薬剤師又は登録販売者に、以下の事項を確認させなければならない。

- 購入しようとする者が若年者である場合は、当該者の氏名及び年齢
- 当該医薬品及び当該医薬品以外の濫用等医薬品について、他の薬局開設者等からの購入の状況
- 適正な数量を超えて当該医薬品を購入しようとする場合は、その理由
- その他必要な事項

【参考】 適正な数量とは、原則、１包装単位となる。

□□□ ★★☆ ［Ⅳ］

薬局開設者、店舗販売業者又は配置販売業者は、一般用医薬品のうち、**濫用等医薬品**を販売等するときは、当該薬局、店舗又は区域において医薬品の販売又は授与に従事する薬剤師又は登録販売者に、確認した事項を勘案して、適正な数量に限り、販売等させなければならない。

･･･ ③医薬部外品の効能効果 その3･･･

医薬部外品の腋臭(わきが)防止剤	・わきが(腋臭(えきしゅう)) ・皮膚汗臭(かんしゅう) ・制汗(せいかん)
医薬部外品のてんか粉類(こるい)	・あせも ・おしめ(おむつ) ・かぶれ ・ただれ ・股(また)づれ ・かみそりまけ

第２節

他の物

薬局開設者や医薬品の販売業者は、医薬品以外にも、医薬部外品や化粧品、各種食品を取り扱っています。

これらはどのような物であるかを確認するとともに、医薬品との違いについて理解を深めておきましょう。

023 医薬部外品

□□□ ★★☆ [Ⅳ]

医薬部外品は、人体に対する作用が緩和なものであることが要件となっている。

□□□ ★★★ [Ⅳ]

以下の目的のために使用される物であって、機械器具等【P12】でないものは、**医薬部外品**である。

- 吐きけその他の不快感又は口臭もしくは体臭の防止
- あせも、ただれ等の防止
- 脱毛の防止、育毛又は除毛

≪関連≫上記の医薬部外品の使用目的のほかに、併せて医薬品の目的のためにも使用される物は、医薬部外品ではなく、医薬品である。

≪関連≫医薬品の目的とは、以下のものをいう。

- 疾病の診断、治療又は予防に使用されること
- 身体の構造又は機能に影響を及ぼすこと

□□□ ★★☆ [Ⅳ]

人又は動物の保健のためにするねずみ、はえ、蚊、のみその他これらに類する生物の防除の目的のために使用される物であって、機械器具等でないものは、**医薬部外品**である。

≪関連≫上記の医薬部外品の使用目的のほかに、併せて医薬品の目的のためにも使用される物は、医薬部外品ではなく、医薬品である。

□□□ ★☆☆ [Ⅳ] 医薬品の目的のためにも使用される物のうち、厚生労働大臣が指定するものは、**医薬部外品**である。

≪関連≫上記の医薬部外品の容器等には、「指定医薬部外品」の文字による識別表示がなされている。

□□□ ★★☆ [Ⅳ] **医薬部外品**は、あらかじめ定められた範囲内において、医薬品的な効能効果を表示・標榜することが認められている。

□□□ ★★☆ [Ⅳ] **医薬部外品**は、厚生労働大臣より製造販売業の許可を受けた者でなければ製造販売してはならない。

[罰則] 違反者は、3 年以下の懲役もしくは 300 万円以下の罰金、又はこれを併科

□□□ ★★☆ [Ⅳ] **医薬部外品**は、厚生労働大臣が基準を定めて指定するものを除き、品目ごとに、品質、有効性及び安全性について審査等を受け、その製造販売について厚生労働大臣の承認を受けたものでなければならない。

[罰則] 違反者は、3 年以下の懲役もしくは 300 万円以下の罰金、又はこれを併科

【参考】 厚生労働大臣が基準を定めて指定するものとして、清浄綿（せいじょうめん）がある。

□□□ ★★☆ [Ⅳ] 必要な承認を受けずに製造販売された**医薬部外品**の販売等は禁止されている。

[罰則] 違反者は、3 年以下の懲役もしくは 300 万円以下の罰金、又はこれを併科

□□□ ★★★ [Ⅳ] 化粧品の使用目的【P58】を有する製品に、医薬品的な効能効果を表示・標榜しようとする場合には、**医薬部外品**の枠内で承認されている。(以下、例)

- 薬用化粧品類
- 薬用石けん
- 薬用歯みがき類

≪関連≫上記の承認を受けるためには、その効能効果があらかじめ定められた範囲内であって、人体に対する作用が緩和なものでなければならない。

□□□ ★★☆ [Ⅳ] **医薬部外品**に化粧品的な効能効果を標榜することは、薬用化粧品、薬用石けん、薬用はみがき等において認められている。

□□□ ★★★ [Ⅳ] **医薬部外品**の販売にあたって許可は必要なく、一般小売店において販売等することができる。

□□□ ★★☆ [Ⅳ] 医薬部外品の直接の容器等には、「医薬部外品」の文字その他定められた事項が記載されていなければならない。

【参考】化粧品の直接の容器等において、「化粧品」の文字は法定表示事項ではない。

□□□ ★★☆ [Ⅳ] **医薬部外品**のうち、衛生害虫類の防除のため使用される製品群には、「医薬部外品」の文字でなく、「防除用医薬部外品」の文字による識別表示がなされている。

≪関連≫衛生害虫類とは、ねずみ、はえ、蚊、のみその他これらに類する生物をいう。

□□□ ★★☆ ［Ⅳ］ **医薬部外品**のうち、かつては医薬品であった製品群には、「医薬部外品」の文字でなく、「指定医薬部外品」の文字による識別表示がなされている。

≪関連≫防除用医薬部外品、指定医薬部外品は、用法用量や使用上の注意を守って適正に使用することが特に重要であるため、各製品の容器や包装等に識別表示がなされている。

【参考】指定医薬部外品には、以下の医薬部外品が該当する。

- 平成８年に移行した製品群
- 平成11年に移行した製品群(新指定医薬部外品)
- 平成16年に移行した製品群(新範囲医薬部外品)

□□□ ★★☆ ［Ⅳ］ **医薬部外品**では、医薬品と同様、不良医薬部外品及び不正表示医薬部外品の販売等が禁止されている。

･･･ ④防除用医薬部外品の効能効果 ･･･

医薬部外品の殺鼠剤(さっそざい)	• 殺鼠 • ねずみの駆除、殺滅(さつめつ)又は防止
医薬部外品の殺虫剤	• 殺虫 • はえ、蚊(か)、のみ等の駆除又は防止
医薬部外品の忌避剤(きひざい)(虫除け薬(むしよけやく))	• 蚊成虫、ブユ(ブヨ)、サシバエ、ノミ、イエダニ、トコジラミ(ナンキンムシ)等の忌避

024 化粧品

□□□ ★★☆ [Ⅳ]

化粧品は、人体に対する作用が緩和なものであることが要件となっている。

□□□ ★★☆ [Ⅳ]

化粧品の使用目的は、以下のとおりである。

- 人の身体を清潔にすること
- 人の身体を美化すること
- 人の魅力を増すこと
- 人の容貌(ようぼう)を変えること
- 人の皮膚又は毛髪を健(すこ)やかに保つこと

【参考】動物専用の化粧品はない。

□□□ ★★☆ [Ⅳ]

化粧品の使用方法は、身体に塗擦(とさつ)、散布(さんぷ)その他これらに類似する方法である。

【参考】かつらや指輪は、塗擦、散布等するものではないため、化粧品に該当しない。

□□□ ★★☆ [Ⅳ]

以下を目的とする物は、**化粧品**に含まれない。

- 疾病の診断、治療又は予防に使用されること
- 身体の構造又は機能に影響を及ぼすこと

□□□ ★★☆ [Ⅳ]

化粧品は、その使用目的の範囲内においてのみ効能効果を表示・標榜することが認められている。

□□□ ★★☆ [Ⅳ]

化粧品に医薬品的な効能効果を表示・標榜することは、一切認められていない。

□□□ ★★☆ [Ⅳ]

化粧品には、原則として医薬品の成分を配合してはならない。

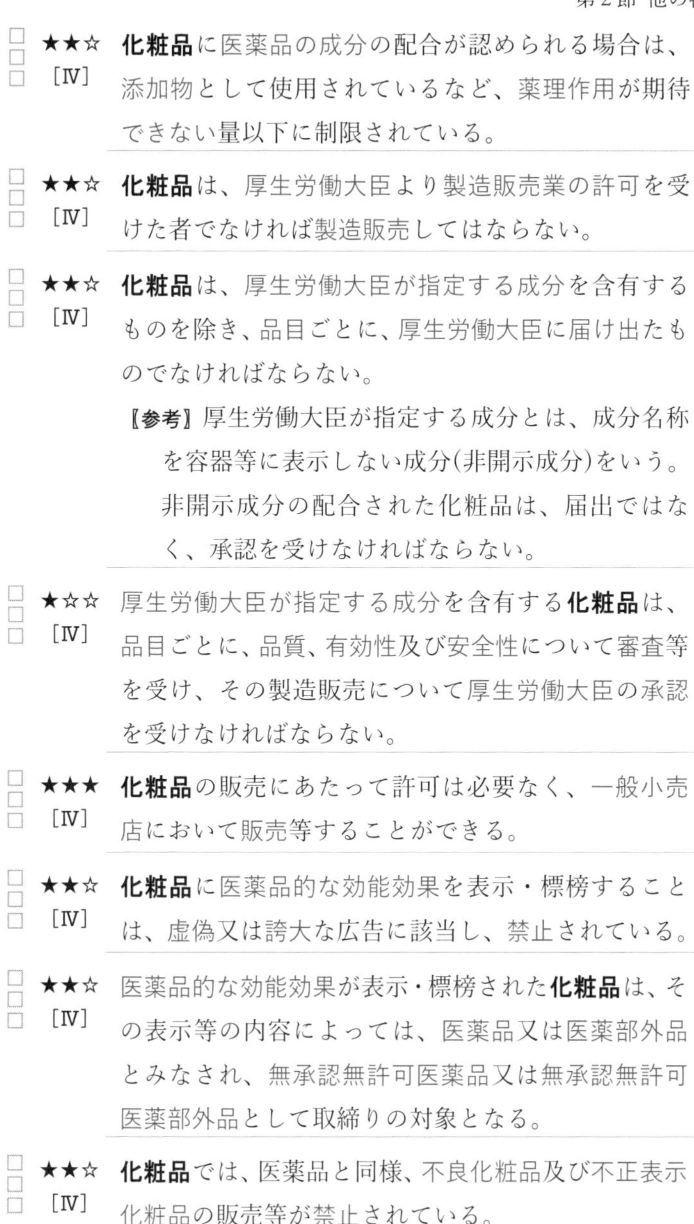

☐☐☐ ★★☆ [Ⅳ]

化粧品に医薬品の成分の配合が認められる場合は、添加物として使用されているなど、薬理作用が期待できない量以下に制限されている。

☐☐☐ ★★☆ [Ⅳ]

化粧品は、厚生労働大臣より製造販売業の許可を受けた者でなければ製造販売してはならない。

☐☐☐ ★★☆ [Ⅳ]

化粧品は、厚生労働大臣が指定する成分を含有するものを除き、品目ごとに、厚生労働大臣に届け出たものでなければならない。

【参考】厚生労働大臣が指定する成分とは、成分名称を容器等に表示しない成分(非開示成分)をいう。非開示成分の配合された化粧品は、届出ではなく、承認を受けなければならない。

☐☐☐ ★☆☆ [Ⅳ]

厚生労働大臣が指定する成分を含有する**化粧品**は、品目ごとに、品質、有効性及び安全性について審査等を受け、その製造販売について厚生労働大臣の承認を受けなければならない。

☐☐☐ ★★★ [Ⅳ]

化粧品の販売にあたって許可は必要なく、一般小売店において販売等することができる。

☐☐☐ ★★☆ [Ⅳ]

化粧品に医薬品的な効能効果を表示・標榜することは、虚偽又は誇大な広告に該当し、禁止されている。

☐☐☐ ★★☆ [Ⅳ]

医薬品的な効能効果が表示・標榜された**化粧品**は、その表示等の内容によっては、医薬品又は医薬部外品とみなされ、無承認無許可医薬品又は無承認無許可医薬部外品として取締りの対象となる。

☐☐☐ ★★☆ [Ⅳ]

化粧品では、医薬品と同様、不良化粧品及び不正表示化粧品の販売等が禁止されている。

---

025 医薬品の範囲に関する基準

□□□ ★☆☆ [Ⅳ]

医薬品の範囲に関する基準は、昭和46年6月1日薬発第476号厚生省薬務局長通知「無承認無許可医薬品の指導取締りについて」において示されている。

□□□ ★★☆ [Ⅳ]

医薬品の範囲に関する基準では、医薬品に該当する要素を示しており、これに該当する物が食品として流通している場合には、無承認無許可医薬品とみなされ、取締りの対象となる。

□□□ ★★☆ [Ⅳ]

医薬品の範囲に関する基準において、以下は、医薬品に該当する要素である。

- 成分本質(原材料)が、専(もっぱ)ら医薬品として使用される成分本質を含むこと(食品添加物と認められる場合を除く)

≪関連≫製品から実際に、医薬品として使用される成分本質が検出されなくても、その成分本質を含有又は配合している旨が標榜・表示されている場合には、当該成分本質を含むものとみなされる。

□□□ ★★☆ [Ⅳ]

医薬品の範囲に関する基準において、以下は、医薬品に該当する要素である。

- 医薬品的な効能効果が標榜又は暗示されていること

≪関連≫製品表示や添付文書によるほか、チラシ、パンフレット、刊行物、インターネット等の広告宣伝物等に医薬品的な効能効果が標榜又は暗示されている場合も含まれる。

□□□ ★★★［Ⅳ］

医薬品の範囲に関する基準において、以下は、医薬品に該当する要素である。

- アンプル剤や舌下錠（ぜっかじょう）、口腔用スプレー剤等、医薬品的な形状であること

≪関連≫錠剤、丸剤、カプセル剤、顆粒剤、散剤等の形状については、食品である旨が明示されている場合に限り、当該形状のみをもって医薬品への該当性の判断がなされることはない。

□□□ ★★☆［Ⅳ］

医薬品の範囲に関する基準において、以下は、医薬品に該当する要素である。

- 服用時期、服用間隔、服用量等の医薬品的な用法用量の記載があること（調理のために使用方法、使用量等を定めている場合を除く）

□□□ ★★☆［Ⅳ］

栄養機能食品における栄養成分の機能表示等は、**医薬品の範囲に関する基準**における医薬品的な効能効果に該当しない。

≪関連≫食品表示基準により規格基準が定められている栄養成分以外の他の成分について、その機能の表示又は特定の保健の用途の表示がなされている場合には、医薬品の範囲に関する基準における医薬品的な効能効果に該当する。

---

026 食品

□□□ ★★★ [Ⅳ]

食品安全基本法、食品衛生法において、**食品**とは、以下に掲げるもの以外のすべての飲食物をいう。

- 医薬品
- 医薬部外品
- 再生医療等製品

□□□ ★★☆ [Ⅳ]

医薬品では品質、有効性及び安全性の確保のために必要な規制が行われているが、**食品**では専(もっぱ)ら安全性の確保のために必要な規制等が図られている。

□□□ ★☆☆ [Ⅳ]

その本質、形状、表示された効能効果、用法用量等から判断して医薬品である物が、外形上、**食品**として販売等されている場合には、以下の弊害をもたらすおそれがある。

- 保健衛生上の危害を生じさせる(例：正しい医療を受ける機会を失わせる、疾病を悪化させる)
- 不良品及び偽医薬品が製造販売され、流通してしまう
- 一般の生活者における医薬品及び食品に対する概念を崩壊させ、医薬品の正しい使用が損なわれ、医薬品に対する不信感を生じさせる

□□□ ★★★ [Ⅰ]

医薬品では、**食品**よりもはるかに厳しい安全性基準が要求されている。

□□□ ★★☆ [Ⅰ]
食品と医薬品(主に飲み薬)の相互作用は、しばしば「飲み合わせ」と表現される。

□□□ ★★★ [Ⅰ]
カフェインやビタミン A は、医薬品にも**食品**にも含まれるため、医薬品と**食品**を一緒に服用した場合、過剰摂取になることがある。

□□□ ★★☆ [Ⅰ]
医薬品的な効能効果が標榜又は暗示されていなければ、**食品**(ハーブ等)として流通が可能な生薬成分もあるため、そうした**食品**を一緒に服用した場合、生薬成分が配合された医薬品の効き目や副作用を増強させることがある。

□□□ ★★★ [Ⅰ]
外用薬や注射薬であっても、**食品**によって医薬品の作用や代謝に影響を受ける可能性がある。

□□□ ★☆☆ [Ⅱ]
必須アミノ酸とは、体内で作られないため、**食品**などから摂取する必要があるもの(人では、以下のアミノ酸)をいう。

- トリプトファン
- リジン
- メチオニン
- フェニルアラニン
- スレオニン
- バリン
- ロイシン
- イソロイシン
- ヒスチジン

□□□ ★☆☆ [Ⅱ] **食品**からの嗅覚情報は、舌が受容した味覚情報と脳において統合され、風味(ふうみ)として認識される。

□□□ ★★☆ [Ⅱ] 偽アルドステロン症は、複数の医薬品や、医薬品と**食品**の相互作用によって生じることがある。

□□□ ★★☆ [Ⅲ] グリチルリチン酸二(じ)カリウムは、甘味料として**一般食品**や医薬部外品などにも広く用いられている。

□□□ ★★☆ [Ⅲ] 以下の生薬成分を含む製品は、医薬品的な効能効果が標榜又は暗示されていなければ**食品**(ハーブ等)として流通が可能である。

- カノコソウ
- サンソウニン
- チャボトケイソウ
- ホップ

□□□ ★★☆ [Ⅲ] カフェインは、眠気防止薬のほか、かぜ薬、解熱鎮痛薬、乗物酔い防止薬、滋養強壮保健薬等や、医薬部外品(例：ビタミン含有保健剤)、**食品**(例：お茶、コーヒー)にも含まれている。

□□□ ★★☆ [Ⅲ] カンゾウは、甘味料として**一般食品**などにも広く用いられている。

□□□ ★★★ [Ⅲ] ヨウ素系殺菌消毒成分が配合された含嗽薬(がんそうやく)は、ビタミンCを含む**食品**(例：レモン汁、お茶)を摂取した直後の使用や、混合を避けることが望ましい。

〈理由〉ヨウ素がビタミンCと反応すると脱色を生じて殺菌作用が失われるため

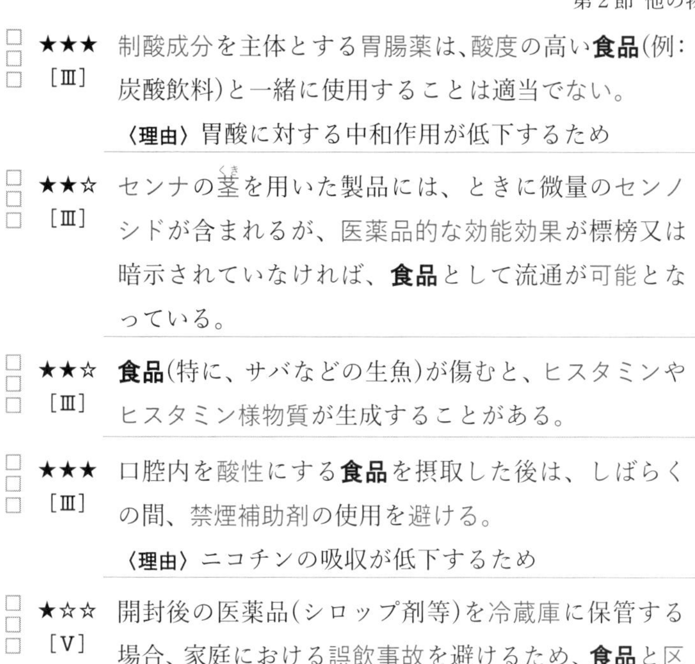

□□□ ★★★ ［Ⅲ］
制酸成分を主体とする胃腸薬は、酸度の高い**食品**(例：炭酸飲料)と一緒に使用することは適当でない。
〈理由〉胃酸に対する中和作用が低下するため

□□□ ★★☆ ［Ⅲ］
センナの茎を用いた製品には、ときに微量のセンノシドが含まれるが、医薬品的な効能効果が標榜又は暗示されていなければ、**食品**として流通が可能となっている。

□□□ ★★☆ ［Ⅲ］
食品(特に、サバなどの生魚)が傷むと、ヒスタミンやヒスタミン様物質が生成することがある。

□□□ ★★★ ［Ⅲ］
口腔内を酸性にする**食品**を摂取した後は、しばらくの間、禁煙補助剤の使用を避ける。
〈理由〉ニコチンの吸収が低下するため

□□□ ★☆☆ ［Ⅴ］
開封後の医薬品(シロップ剤等)を冷蔵庫に保管する場合、家庭における誤飲事故を避けるため、**食品**と区別して誰にも分かるように保管する。

027 保健機能食品

★★☆ ［Ⅳ］

以下を総称して、**保健機能食品**という。

- 特定保健用食品
- 栄養機能食品
- 機能性表示食品

★☆☆ ［Ⅳ］

保健機能食品は、あくまで食生活を通じた健康の保持増進を目的として摂取されるものである。

★★★ ［Ⅰ］

複数の医薬品を併用した場合、又は特定の食品(**保健機能食品**を含む)と一緒に摂取した場合に、医薬品の作用が増強したり、減弱したりすることを相互作用という。

★★☆ ［Ⅳ］

保健機能食品と特別用途食品の規制上の関係は、以下のように示される。

<table>
<tr><td rowspan="6">広義の特別用途食品</td><td rowspan="4">狭義の特別用途食品</td><td colspan="2">病者（びょうしゃ）用食品</td></tr>
<tr><td colspan="2">妊産婦、授乳婦用</td></tr>
<tr><td colspan="2">乳児用</td></tr>
<tr><td colspan="2">嚥下（えんげ）困難者用</td></tr>
<tr><td rowspan="4">保健機能食品</td><td rowspan="2">特定保健用食品</td><td>特定保健用食品</td></tr>
<tr><td>条件付き特定保健用食品</td></tr>
<tr><td rowspan="2"></td><td colspan="2">栄養機能食品</td></tr>
<tr><td colspan="2">機能性表示食品</td></tr>
</table>

028 特定保健用食品

□□□ ★★☆ [Ⅰ] **特定保健用食品**は、身体の生理機能などに影響を与える保健機能成分を含むもので、個別に(一部は規格基準に従って)特定の保健機能を示す有効性や安全性等に関する国の審査を受け、許可されたものである。

□□□ ★★☆ [Ⅳ] **特定保健用食品**は、健康増進法に基づく許可又は承認を受けて、食生活において特定の保健の目的で摂取をする者に対し、その摂取により「特定の保健の目的が期待できる旨」の表示をする食品である。

□□□ ★★☆ [Ⅳ] **特定保健用食品**として特定の保健の用途を表示するには、個別に生理的機能や特定の保健機能を示す有効性や安全性等に関する審査を受け、許可又は承認を取得する必要がある。

□□□ ★★☆ [Ⅳ] **特定保健用食品**の許可の際に必要とされる有効性の科学的根拠のレベルに達しないものの、一定の有効性が確認されるものは、「条件付き特定保健用食品」と区分している。

≪関連≫条件付き特定保健用食品は、限定的な科学的根拠である旨の表示をすることを条件として許可されている。

□□□ ★★★ [Ⅳ] **特定保健用食品**及び条件付き特定保健用食品には、それぞれ消費者庁の許可等のマークが付されている。

□□□ ★★☆ [Ⅳ] **特定保健用食品**は、許可又は承認を受けた内容を表示する食品であるが、一般の生活者において、医薬品の目的を有するものであるとの誤った認識を生じるおそれはないとされている。

□□□ ★★☆ [Ⅳ] **特定保健用食品**は、保健機能食品と特別用途食品の両方に位置づけられている。

□□□ ★★☆ [Ⅳ] **特定保健用食品**であっても、健康の保持増進効果等につき、虚偽（きょぎ）又は誇大（こだい）な表示をすることは禁止されている。

---

029 栄養機能食品

□□□ ★★☆ [Ⅰ] **栄養機能食品**は、身体の健全な成長や発達、健康維持に必要な栄養成分(例：ビタミン、ミネラル)の補給を目的としたもので、国が定めた規格基準に適合していれば、その栄養成分の健康機能を表示できる。

□□□ ★★☆ [Ⅳ] **栄養機能食品**は、食品表示法により制定された食品表示基準に基づき、栄養成分の機能を表示する食品である。

□□□ ★★☆ [Ⅳ] **栄養機能食品**では、1日当たりの摂取目安量に含まれる栄養成分の量が基準に適合している場合に、栄養成分の機能の表示ができる。

□□□ ★★☆ [Ⅳ] **栄養機能食品**では、栄養成分の機能の表示と併せて、当該栄養成分を摂取する上での注意事項を適正に表示することが求められている。

□□□ ★★★ [Ⅳ] **栄養機能食品**では、栄養成分の機能の表示に関して消費者庁長官の許可は要さない。

□□□ ★★☆ [Ⅳ] **栄養機能食品**では、消費者庁長官の個別の審査を受けたものではない旨の表示が義務づけられている。

□□□ ★★☆ [Ⅳ] **栄養機能食品**であっても、健康の保持増進効果等につき、虚偽(きょぎ)又は誇大(こだい)な表示をすることは禁止されている。

030

機能性表示食品

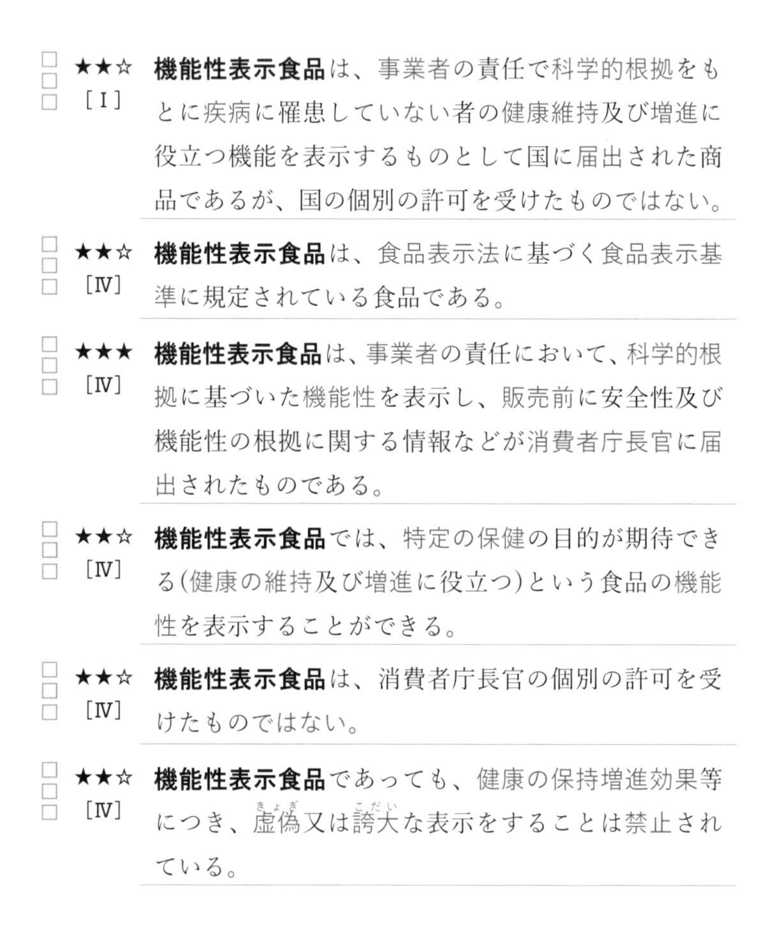

□□□ ★★☆ [I]

機能性表示食品は、事業者の責任で科学的根拠をもとに疾病に罹患していない者の健康維持及び増進に役立つ機能を表示するものとして国に届出された商品であるが、国の個別の許可を受けたものではない。

□□□ ★★☆ [IV]

機能性表示食品は、食品表示法に基づく食品表示基準に規定されている食品である。

□□□ ★★★ [IV]

機能性表示食品は、事業者の責任において、科学的根拠に基づいた機能性を表示し、販売前に安全性及び機能性の根拠に関する情報などが消費者庁長官に届出されたものである。

□□□ ★★☆ [IV]

機能性表示食品では、特定の保健の目的が期待できる(健康の維持及び増進に役立つ)という食品の機能性を表示することができる。

□□□ ★★☆ [IV]

機能性表示食品は、消費者庁長官の個別の許可を受けたものではない。

□□□ ★★☆ [IV]

機能性表示食品であっても、健康の保持増進効果等につき、虚偽(きょぎ)又は誇大(こだい)な表示をすることは禁止されている。

031 特別用途食品

□□□ ★★☆ [Ⅳ]
特別用途食品(特定保健用食品を除く。以下、略)は、乳児、幼児、妊産婦又は病者の発育又は健康の保持もしくは回復の用に供することが適当な旨を医学的・栄養学的表現で記載し、かつ、用途を限定した食品である。

□□□ ★★☆ [Ⅳ]
特別用途食品は、健康増進法に基づく許可又は承認を受け、「特別の用途に適する旨の表示」をする食品である。

□□□ ★★☆ [Ⅳ]
特別用途食品には、消費者庁の許可等のマークが付されている。

□□□ ★★☆ [Ⅳ]
特別用途食品は、許可又は承認を受けた内容を表示する食品であるが、一般の生活者において、医薬品の目的を有するものであるとの誤った認識を生じるおそれはないとされている。

□□□ ★★☆ [Ⅳ]
特別用途食品であっても、健康の保持増進効果等につき、虚偽(きょぎ)又は誇大(こだい)な表示をすることは禁止されている。

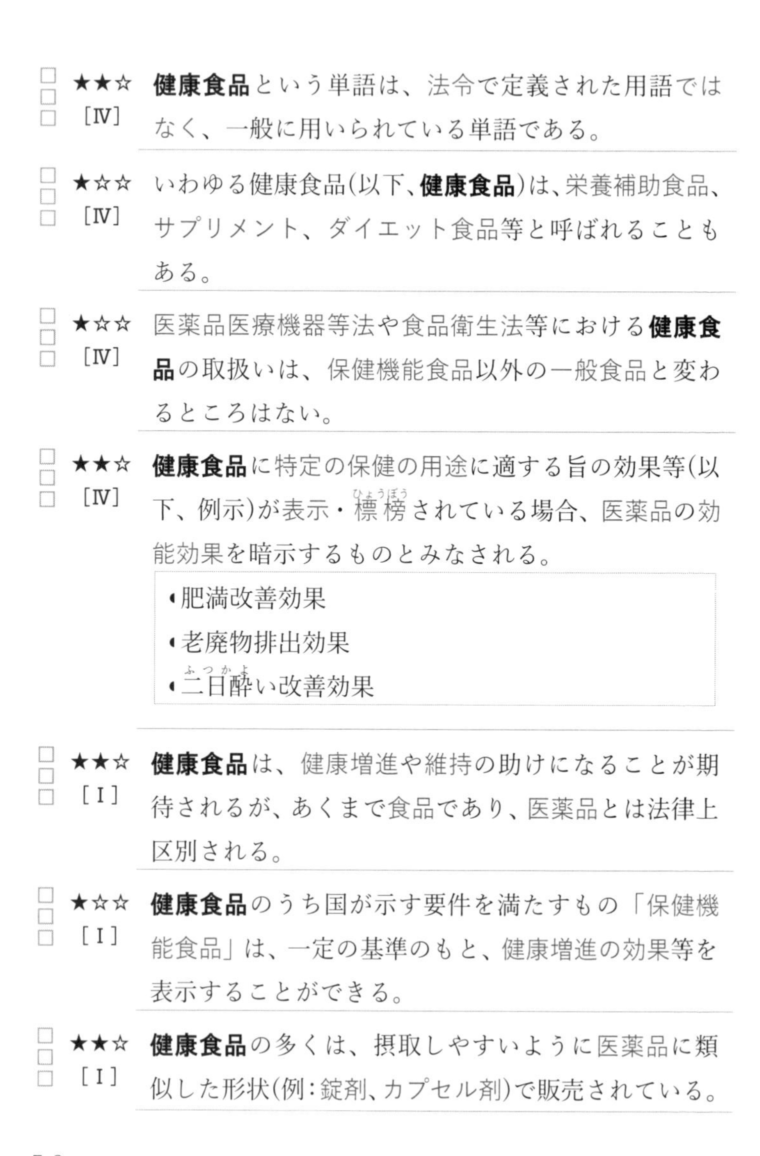

032 健康食品

□□□ ★★☆ ［Ⅳ］

健康食品という単語は、法令で定義された用語ではなく、一般に用いられている単語である。

□□□ ★☆☆ ［Ⅳ］

いわゆる健康食品(以下、**健康食品**)は、栄養補助食品、サプリメント、ダイエット食品等と呼ばれることもある。

□□□ ★☆☆ ［Ⅳ］

医薬品医療機器等法や食品衛生法等における**健康食品**の取扱いは、保健機能食品以外の一般食品と変わるところはない。

□□□ ★★☆ ［Ⅳ］

健康食品に特定の保健の用途に適する旨の効果等(以下、例示)が表示・標榜(ひょうぼう)されている場合、医薬品の効能効果を暗示するものとみなされる。

- 肥満改善効果
- 老廃物排出効果
- 二日酔い(ふつかよい)改善効果

□□□ ★★☆ ［Ⅰ］

健康食品は、健康増進や維持の助けになることが期待されるが、あくまで食品であり、医薬品とは法律上区別される。

□□□ ★☆☆ ［Ⅰ］

健康食品のうち国が示す要件を満たすもの「保健機能食品」は、一定の基準のもと、健康増進の効果等を表示することができる。

□□□ ★★☆ ［Ⅰ］

健康食品の多くは、摂取しやすいように医薬品に類似した形状(例：錠剤、カプセル剤)で販売されている。

□□□ ★★☆ [Ⅰ] **健康食品**においても、誤った使用方法や個々の体質により健康被害を生じた例が報告されている。

□□□ ★★☆ [Ⅰ] **健康食品**は、医薬品との相互作用で薬物治療の妨げになることがある。

□□□ ★★☆ [Ⅰ] **健康食品**は、摂取しても安全で害が無いかのようなイメージを強調したものも見られるが、法的にも、また安全性や効果を担保する科学的データの面でも医薬品とは異なる。

□□□ ★☆☆ [Ⅰ] 一般用医薬品の販売時には**健康食品**の摂取の有無について確認することも重要で、必要があればその摂取についての指導も行うべきである。

□□□ ★★★ [Ⅰ] 複数の医薬品を併用した場合や、特定の食品(**健康食品**を含む)と一緒に摂取した場合に、医薬品の作用が増強したり、減弱したりすることを相互作用という。

□□□ ★★☆ [Ⅱ] 医薬品の使用だけでなく、**健康食品**の摂取による重篤な肝機能障害も知られている。

□□□ ★☆☆ [Ⅱ] 外国から個人的に購入した医薬品(生薬・漢方薬)又はそれらと類似する**健康食品**(例：健康茶)の摂取によって重篤な腎障害を生じた事例も報告されている。

□□□ ★★☆ [Ⅲ] コエンザイムＱ１０(きゅーてん)は、医薬品的な効能効果が標榜又は暗示されていなければ、**健康食品**の素材として流通が可能となっている。

□□□ ★★☆ [Ⅴ] **健康食品**によると疑われる健康被害は、最寄りの保健所に連絡する。

□□□ ★★☆ [Ⅴ] **健康食品**の使用による健康被害は、医薬品副作用被害救済制度の対象から除外されている。

第２節 他の物

033 他の物

(ほか もの)

□□□ ★★★ [Ⅳ]

業務上毒薬又は劇薬を取り扱う者(例：薬局開設者、医薬品の販売業者)は、毒薬又は劇薬を**他の物**と区別して、貯蔵し、又は陳列しなければならない。

[罰則] 違反者は、1 年以下の懲役もしくは 100 万円以下の罰金、又はこれを併科

【参考】毒薬を貯蔵・陳列する場合の「他の物」には、以下の物が該当する。

- 劇薬
- 毒薬・劇薬以外の医薬品
- 医薬部外品
- 化粧品
- 医療機器
- 再生医療等製品
- 毒物
- 劇物
- 食品
- その他雑品等

□□□ ★★☆ [Ⅳ]

薬局開設者又は店舗販売業者は、法第 57 条の 2 第 1 項(以下)により、医薬品を**他の物**と区別して貯蔵し、又は陳列しなければならない。

- 薬局開設者又は医薬品の販売業者は、医薬品を**他の物**と区別して貯蔵し、又は陳列しなければならない。

☐☐☐ ★★☆ [Ⅳ] 配置販売業者は、法第57条の2第1項により、医薬品を**他の物**と区別して貯蔵し、又は陳列しなければならない。

☐☐☐ ★★☆ [Ⅳ] 薬局や医薬品の販売業において、医薬品を販売する店舗と同一店舗で併せて、食品(保健機能食品を含む)、医薬部外品、化粧品等を販売する場合には、医薬品と**他の物**(他の物品)を区別して貯蔵又は陳列することが求められる。

・・・ ⑤指定医薬部外品の効能効果 その1 ・・・

医薬部外品の整腸薬	・整腸、便通を整える ・腹部膨満感 ・便秘 ・軟便(腸内細菌叢の異常による症状を含む)
医薬部外品の瀉下薬	・便通を整える(整腸) ・軟便 ・腹部膨満感 ・便秘 ・痔 ・下痢軟便の繰り返し ・便秘に伴う頭重・のぼせ・肌あれ・吹き出物・食欲不振(食欲減退)・腹部膨満感 ・腸内異常発酵

【参考】医薬部外品には、健胃薬、整腸薬、消化薬、健胃消化薬、瀉下薬があるが、止瀉薬はない。

第3節
販売規制

ひとくちに医薬品といっても、そのリスクの程度は様々です。すべての医薬品に対して一律の規制を適用してしまうと、この医薬品では過剰規制になり、あの医薬品では寡少(かしょう)規制になる、といったことがおこります。

医薬品の販売規制にはどのようなものがあり、どの分類の医薬品に対して適用されるのかを確認していきましょう。

034 薬局

□□□ ★★☆ [Ⅳ]

薬局とは、以下の場所をいう。

- 薬剤師が販売又は授与の目的で調剤の業務を行う場所
- 薬剤の適正な使用に必要な情報の提供及び薬学的知見に基づく指導の業務を行う場所
- 薬局の開設者が併せ行う医薬品の販売業に必要な場所
- 医薬品の適正な使用に必要な情報の提供及び薬学的知見に基づく指導の業務を行う場所

【参考】調剤とは、一定の処方に従って一種類以上の医薬品を配合し、又は一種類の医薬品を特定の分量にして特定の用法に適合させ、特定の人の特定の疾病に対する薬剤を調製することをいう。

□□□ ★★☆ [Ⅳ]

調剤を実施する**薬局**は、医療法において、医療提供施設として位置づけられている。

□□□ ★★☆ [Ⅳ]

健康サポート薬局とは、以下のいずれの機能も有する**薬局**をいう。

- 患者が継続して利用するために必要な機能
- 個人の主体的な健康の保持増進への取り組みを積極的に支援する機能

□□□ ★★☆ [Ⅳ]

薬局開設者は、健康サポート薬局である旨を表示するときは、その**薬局**を、厚生労働大臣が定める基準に適合するものとしなければならない。

□□□ ★★☆ [Ⅳ]

医師もしくは歯科医師又は薬剤師が診療又は調剤に従事する他の医療提供施設と連携し、地域における薬剤及び医薬品の適正な使用の推進及び効率的な提供に必要な情報の提供及び薬学的知見に基づく指導を実施するために必要な機能を有する**薬局**は、その所在地の都道府県知事の認定を受けて「地域連携薬局」と称することができる。

【参考】薬局の所在地が保健所設置市又は特別区の区域にある場合でも、都道府県知事が認定を行う。

【参考】認定とは、申請に係るものが適格であると認める行政庁の処分をいう。

□□□ ★★☆ [Ⅳ]

医師もしくは歯科医師又は薬剤師が診療又は調剤に従事する他の医療提供施設と連携し、薬剤の適正な使用の確保のために専門的な薬学的知見に基づく指導を実施するために必要な機能を有する**薬局**は、傷病の区分ごとに、その所在地の都道府県知事の認定を受けて「専門医療機関連携薬局」と称することができる。

【参考】薬局の所在地が保健所設置市又は特別区の区域にある場合でも、都道府県知事が認定を行う。

---

035 薬局開設の許可

□□□ ★★☆ [Ⅳ]

薬局は、その所在地の都道府県知事の**許可**を受けなければ、**開設**してはならない。

≪関連≫薬局の所在地が保健所設置市又は特別区の区域にある場合は、都道府県知事ではなく、その市長又は区長が許可を与える。

【参考】許可とは、禁止されている行為を解除する行政庁の処分をいう。

□□□ ★★☆ [Ⅳ]

薬局開設の許可は、6年ごとに、その更新を受けなければ、その期間の経過によって、その効力を失う。

□□□ ★★☆ [Ⅳ]

都道府県知事は、以下のいずれかに該当するときは、**薬局開設の許可**を与えないことができる。

- 必要な構造設備を備えていないとき
- 必要な業務体制が整っていないとき
- 許可の申請者が薬事に関する法令等に違反し、一定期間を経過していないとき

【参考】「許可を与えないことができる」とあるように、都道府県知事には一定の裁量権が認められている。それゆえ、上記の事由（じゆう）に抵触している場合であっても、“絶対に許可が与えられない”というわけではない。(条件付きながら)許可が与えられるケースもあり得る。

□□□ ★★☆ [Ⅳ]

薬局開設の許可では、医薬品の調剤と併せて、店舗により医薬品を販売することができる。

□□□ ★★☆ ［Ⅳ］

薬局開設の許可では、医療用医薬品のほか、要指導医薬品及び一般用医薬品を取り扱うことができる。

≪関連≫薬局開設の許可では、薬局製造販売医薬品の取扱いもできる。

□□□ ★★☆ ［Ⅳ］

医薬品を取り扱う場所であって、**薬局開設の許可**を受けていないものには、「薬局」の名称を付してはならない。ただし、病院又は診療所の調剤所を除く。

［罰則］違反者は、30万円以下の罰金

【参考】病院等の調剤所では、当該病院等で用いる薬剤の調剤が行われるとともに、診察した患者に対して薬剤を交付することもできる。しかし、(他の病院等が交付する)処方箋にもとづく調剤はできない。また、医薬品を販売することもできない。病院等の調剤所は、「薬局」の名称を付すことが許容されているだけにすぎず、(薬局開設の許可を受けているわけではないため、)薬局の業務は行えない。

…⑥指定医薬部外品の効能効果 その２…

医薬部外品ののど清涼剤	•たん •のどの炎症による声がれ •のどのあれ、不快感、痛み、はれ
医薬部外品のあせも・ただれ用剤	•あせも、ただれの緩和・防止
医薬部外品のうおのめ・たこ用剤	•うおのめ •たこ

036 薬局開設者

□□□ ★☆☆ ［Ⅳ］

薬局開設者とは、薬局開設の許可を受けた者をいう。

□□□ ★★☆ ［Ⅳ］

薬局開設者は、自らが薬剤師であるときは、その薬局を実地（じっち）に管理しなければならず、自ら管理しない場合には、その薬局で薬事に関する実務に従事する薬剤師のうちから管理者を指定して実地に管理させなければならない。

【参考】実地とは、現場に直接かつ専従を意味する。

□□□ ★★☆ ［Ⅳ］

薬局開設者は、自らが薬剤師でないときは、その薬局で薬事に関する実務に従事する薬剤師のうちから管理者を指定して実地に管理させなければならない。

□□□ ★★☆ ［Ⅳ］

薬局開設者は、薬局の管理者の意見を尊重するとともに、法令遵守のために措置を講ずる必要があるときは、当該措置を講じ、かつ、講じた措置の内容を記録し、適切に保存しなければならない。

≪関連≫当該措置を講じない場合は、その旨及びその理由を記録し、適切に保存しなければならない。

□□□ ★★☆ ［Ⅳ］

薬局開設者は、薬局の管理に関する業務その他の薬局開設者の業務を適正に遂行することにより、薬事に関する法令の規定の遵守を確保するために、必要な措置を講じるとともに、その措置の内容を記録し、適切に保存しなければならない。

□□□ ★★☆ [Ⅳ] **薬局開設者**は、店舗による販売又は授与以外の方法により医薬品を販売等してはならない。

[罰則] 違反者は、2年以下の懲役もしくは200万円以下の罰金、又はこれを併科

□□□ ★★☆ [Ⅳ] **薬局開設者**が、配置による方法で医薬品を販売等しようとする場合には、別途、配置販売業の許可を受ける必要がある。

⑦指定医薬部外品の効能効果 その3

医薬部外品の鼻づまり改善薬	・鼻づまり、くしゃみ等のかぜに伴う諸症状の緩和
医薬部外品の含嗽薬(がんそうやく)	・口腔内・のど(咽頭)の殺菌・消毒・洗浄 ・口臭の除去
医薬部外品のコンタクトレンズ装着薬	・ソフトコンタクトレンズ又はハードコンタクトレンズの装着を容易にする
医薬部外品のソフトコンタクトレンズ用消毒剤	・ソフトコンタクトレンズの消毒
医薬部外品のいびき防止薬	・いびきの一時的な抑制・軽減
医薬部外品の口腔咽喉薬(こうくういんこうやく)	・のどの炎症によるのどの痛み・はれ・不快感・あれ、声がれ ・口腔内の殺菌・消毒・清浄 ・口臭の除去

037 薬局の管理者

□□□ ★★☆ [Ⅳ]

薬局の管理者は、その薬局の所在地の都道府県知事の許可を受けた場合を除き、その薬局以外の場所で業として薬局の管理その他薬事に関する実務に従事する者であってはならない。

【参考】薬局の所在地が保健所市又は特別区の区域にある場合は、都道府県知事ではなく、その市長又は区長が許可を与える。

□□□ ★★☆ [Ⅳ]

薬局の管理者は、保健衛生上支障を生ずるおそれがないよう、その薬局の業務につき、必要な注意をしなければならない。

≪関連≫必要な注意とは、その薬局に勤務する従業者を監督すること等をいう。

□□□ ★★☆ [Ⅳ]

薬局の管理者は、保健衛生上支障を生ずるおそれがないよう、薬局開設者に対して必要な意見を書面により述べなければならない。

□□□ ★★☆ [Ⅳ]

薬局の管理者は、薬局に関する必要な業務を遂行し、必要な事項を遵守するために必要な能力及び経験を有する者でなければならない。

□□□ ★★☆ [Ⅳ]

薬局の管理者は、薬剤師でなければならない。

---

038 医薬品の販売業の許可

□□□ ★★★ [Ⅳ] 薬局開設者又は**医薬品の販売業の許可**を受けた者でなければ、業（ぎょう）として、医薬品を販売し、授与し、又は販売・授与の目的で貯蔵し、もしくは陳列(配置することを含む)してはならない。

［罰則］違反者は、3年以下の懲役もしくは300万円以下の罰金、又はこれを併科

【参考】業とは、ある者の継続的な行為(無償の行為を含む)の遂行が、社会通念上、事業の遂行とみられる場合をいう。

□□□ ★★☆ [Ⅳ] **医薬品**では、事後において医薬品の購入者等の安全性を確保すること、また、販売側の責任や所在を追及することが困難となる形態での販売又は授与が禁止されている。

≪関連≫医薬品は、露天販売や現金行商のような形態で販売等することができない。

□□□ ★★☆ [Ⅳ] 業として医薬品を販売するためには、薬局開設の許可又は**医薬品の販売業の許可**を受ける必要がある。

【参考】販売とは、対価を得て、物の所有権を相手に移転させる行為をいう。

□□□ ★★☆ [Ⅳ] 業として医薬品を授与するためには、薬局開設の許可又は**医薬品の販売業の許可**を受ける必要がある。

【参考】授与とは、対価を得ないで、物(例：医薬品の試供品)の所有権を相手に移転させる行為をいう。

□□□ ★★☆ [Ⅳ] 販売・授与の目的で、業として医薬品を貯蔵するためには、薬局開設の許可又は**医薬品の販売業の許可**を受ける必要がある。

□□□ ★★☆ [Ⅳ] 販売・授与の目的で、業として医薬品を陳列するためには、薬局開設の許可又は**医薬品の販売業の許可**を受ける必要がある。

□□□ ★★☆ [Ⅳ] **医薬品の販売業の許可**は、6年ごとに、その更新を受けなければ、その期間の経過によって、その効力を失う。

□□□ ★★★ [Ⅳ] **医薬品の販売業の許可**は、以下の3種類に分けられている。

- 店舗販売業の許可
- 配置販売業の許可
- 卸売販売業の許可

□□□ ★★☆ [Ⅳ] **医薬品の販売業の許可**のうち、一般の生活者に対して医薬品を販売等できるのは、以下の許可を受けた者だけである。

- 店舗販売業の許可
- 配置販売業の許可

□□□ ★☆☆ [Ⅳ] 医薬品の製造販売業者がその製造等をし、又は輸入した医薬品を、以下の者に販売等する場合においては、あらためて**医薬品の販売業の許可**を受ける必要はない。

- 薬局開設者
- 他の医薬品の製造販売業者
- 医薬品の製造業者
- 医薬品の販売業者

【参考】医薬品の製造販売業者が自社製品を取引先に販売する行為は、製造販売業の許可の範囲に含まれるため、別途、医薬品の販売業の許可を受ける必要はない。

□□□ ★☆☆ [Ⅳ] 医薬品の製造業者がその製造した医薬品を、以下の者に販売等する場合においては、あらためて**医薬品の販売業の許可**を受ける必要はない。

- 医薬品の製造販売業者
- 他の医薬品の製造業者

【参考】医薬品の製造業者が自社製品を取引先に販売する行為は、製造業の許可の範囲に含まれるため、別途、医薬品の販売業の許可を受ける必要はない。

≪関連≫医薬品の製造販売業者、製造業者は、自社製品である医薬品であっても、一般の生活者に販売等することはできない。

039 店舗販売業の許可

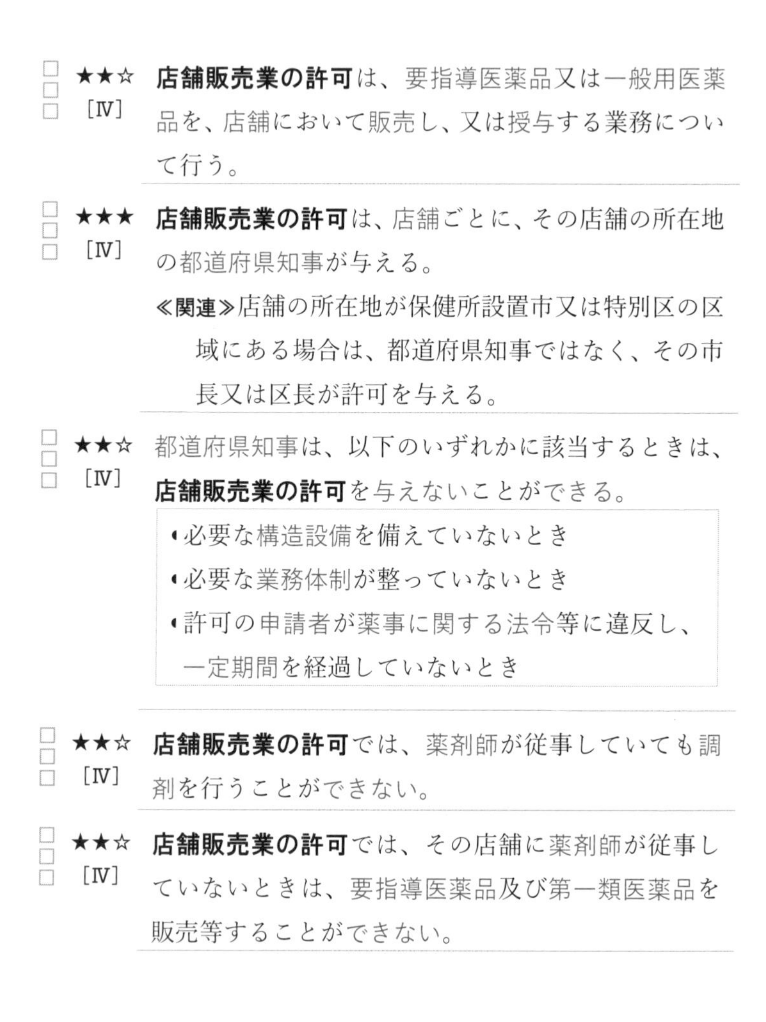

□□□ ★★☆ ［Ⅳ］

店舗販売業の許可は、要指導医薬品又は一般用医薬品を、店舗において販売し、又は授与する業務について行う。

□□□ ★★★ ［Ⅳ］

店舗販売業の許可は、店舗ごとに、その店舗の所在地の都道府県知事が与える。

≪関連≫店舗の所在地が保健所設置市又は特別区の区域にある場合は、都道府県知事ではなく、その市長又は区長が許可を与える。

□□□ ★★☆ ［Ⅳ］

都道府県知事は、以下のいずれかに該当するときは、**店舗販売業の許可**を与えないことができる。

- 必要な構造設備を備えていないとき
- 必要な業務体制が整っていないとき
- 許可の申請者が薬事に関する法令等に違反し、一定期間を経過していないとき

□□□ ★★☆ ［Ⅳ］

店舗販売業の許可では、薬剤師が従事していても調剤を行うことができない。

□□□ ★★☆ ［Ⅳ］

店舗販売業の許可では、その店舗に薬剤師が従事していないときは、要指導医薬品及び第一類医薬品を販売等することができない。

040 店舗販売業者

□□□ ★☆☆ [Ⅳ] **店舗販売業者**とは、店舗販売業の許可を受けた者をいう。

□□□ ★★☆ [Ⅳ] **店舗販売業者**は、要指導医薬品又は一般用医薬品以外の医薬品を販売等してはならない。

[罰則] 違反者は、3年以下の懲役もしくは300万円以下の罰金、又はこれを併科

□□□ ★★☆ [Ⅳ] **店舗販売業者**は、その店舗を自ら実地に管理し、又はその指定する者に実地に管理させなければならない。

□□□ ★★☆ [Ⅳ] **店舗販売業者**は、その店舗管理者の意見を尊重するとともに、法令遵守のために措置を講ずる必要があるときは、当該措置を講じ、かつ、講じた措置の内容を記録し、適切に保存しなければならない。

≪関連≫当該措置を講じない場合は、その旨及びその理由を記録し、適切に保存しなければならない。

□□□ ★★☆ [Ⅳ] **店舗販売業者**は、店舗の管理に関する業務その他の店舗販売業者の業務を適正に遂行することにより、薬事に関する法令の規定の遵守を確保するために、必要な措置を講じるとともに、その措置の内容を記録し、適切に保存しなければならない。

□□□ ★★☆ [Ⅳ] **店舗販売業者**は、店舗による販売又は授与以外の方法により医薬品を販売等してはならない。

[罰則] 違反者は、2年以下の懲役もしくは200万円以下の罰金、又はこれを併科

□□□ ★★☆ [Ⅳ] **店舗販売業者**が、配置による方法で医薬品を販売等しようとする場合には、別途、配置販売業の許可を受ける必要がある。

…⑧化粧品の効能効果 その1…

毛髪関係	•香りにより毛髪、頭皮の不快臭を抑える •毛髪にはり、こしを与える •フケ、カユミがとれる •フケ、カユミを抑える •裂毛(さけげ)、切毛(きれげ)、枝毛(えだげ)を防ぐ
皮膚関係	•(洗浄により)ニキビ、アセモを防ぐ(洗顔料) •肌荒(はだあ)れを防ぐ •あせもを防ぐ(打粉(うちこ)) •日やけを防ぐ •日やけによるシミ、ソバカスを防ぐ •乾燥による小ジワを目立たなくする

041 店舗管理者

□□□ ★☆☆ ［Ⅳ］ **店舗管理者**とは、店舗販売業の店舗を実地に管理する者をいう。

□□□ ★★☆ ［Ⅳ］ **店舗管理者**は、その店舗の所在地の都道府県知事の許可を受けた場合を除き、その店舗以外の場所で業として店舗の管理その他薬事に関する実務に従事する者であってはならない。

【参考】店舗の所在地が保健所市又は特別区の区域にある場合は、都道府県知事ではなく、その市長又は区長が許可を与える。

□□□ ★★☆ ［Ⅳ］ **店舗管理者**は、保健衛生上支障を生ずるおそれがないよう、その店舗の業務につき、必要な注意をしなければならない。

≪関連≫必要な注意とは、その店舗に勤務する従業者を監督すること等をいう。

□□□ ★★☆ ［Ⅳ］ **店舗管理者**は、保健衛生上支障を生ずるおそれがないよう、店舗販売業者に対して必要な意見を書面により述べなければならない。

□□□ ★★☆ ［Ⅳ］ **店舗管理者**は、店舗に関する必要な業務を遂行し、必要な事項を遵守するために必要な能力及び経験を有する者でなければならない。

□□□ ★★☆ ［Ⅳ］ **店舗管理者**は、薬剤師又は登録販売者でなければならない。

□□□ ★★☆ [Ⅳ] **店舗管理者**は、要指導医薬品又は第一類医薬品を販売等する店舗では、薬剤師でなければならない。

□□□ ★★☆ [Ⅳ] 第一類医薬品を販売等する店舗において、薬剤師を**店舗管理者**とすることができない場合には、過去5年間のうち、以下において登録販売者として業務に従事した期間が通算して3年以上の登録販売者であって、その店舗において医薬品の販売又は授与に関する業務に従事するものを**店舗管理者**にすることができる。

- 要指導医薬品又は第一類医薬品を販売等する薬局
- 薬剤師が店舗管理者であって、要指導医薬品又は第一類医薬品を販売等する店舗販売業
- 薬剤師が区域管理者であって、第一類医薬品を配置販売する配置販売業

【参考】 第一類医薬品を販売等する区域の区域管理者についても同じである。

≪関連≫ 3年以上とは、①当該業務に従事した期間が月単位で計算して、1か月に80時間以上従事した月が36月以上であること、②当該業務に従事した期間が通算して3年以上あり、かつ、過去5年間において合計2,880時間以上であること、のいずれかをいう。

□□□ ★★☆ [Ⅳ] 第一類医薬品を販売等する店舗において、登録販売者を**店舗管理者**とする場合には、**店舗管理者**を補佐する薬剤師を置かなければならない。

【参考】 第一類医薬品を販売等する区域の区域管理者についても同様である。

□□□ ★★☆ [Ⅳ]

店舗管理者は、第二類医薬品又は第三類医薬品を販売等する店舗では、薬剤師又は登録販売者でなければならない。

□□□ ★★★ [Ⅳ]

第二類医薬品又は第三類医薬品を販売等する店舗の**店舗管理者**に登録販売者がなる場合、以下のいずれかに該当している必要がある。

- 過去5年間のうち、従事期間が通算して2年以上あること
- 過去5年間のうち、従事期間が通算して1年以上であり、かつ、[毎年度受講する必要がある研修]に加えて、[店舗の管理及び法令遵守に関する追加的な研修]を修了していること
- 従事期間が通算して1年以上であり、かつ、過去に店舗管理者又は区域管理者としての業務の経験があること

□□□ ★★☆ [Ⅳ]

第二類医薬品又は第三類医薬品を販売等する店舗の**店舗管理者**の要件に係る「2年以上」とは、以下のいずれかをいう。

- 従事期間が月単位で計算して、1か月に80時間以上従事した月が24月以上であること
- 従事期間が通算して2年以上であり、かつ、過去5年間において合計1,920時間以上であること

≪関連≫第二類医薬品又は第三類医薬品を販売等する区域の区域管理者の要件に係る「2年以上」についても同じである。

□□□ ★★☆ [Ⅳ]

第二類医薬品又は第三類医薬品を販売等する店舗の**店舗管理者**の要件に係る「1 年以上」とは、以下のいずれかをいう。

- 従事期間が月単位で計算して、1 か月に 160 時間以上従事した月が 12 月以上であること
- 従事期間が通算して 1 年以上であり、かつ、過去 5 年間において合計 1,920 時間以上であること

≪関連≫第二類医薬品又は第三類医薬品を販売等する区域の区域管理者の要件に係る「1 年以上」についても同じである。

□□□ ★★☆ [Ⅳ]

第二類医薬品又は第三類医薬品を販売等する店舗の**店舗管理者**の要件に係る「従事期間」とは、以下の期間をいう。

- 薬局、店舗販売業又は配置販売業において、一般従事者として、薬剤師又は登録販売者の管理及び指導の下に実務に従事した期間
- 登録販売者として、業務(店舗管理者又は区域管理者としての業務を含む)に従事した期間

≪関連≫第二類医薬品又は第三類医薬品を販売等する区域の区域管理者の要件に係る「従事期間」についても同じである。

□□□ ★☆☆ ［Ⅳ］

要指導医薬品を販売等する店舗では、法改正に伴う経過措置として、平成 29 年 6 月 12 日から当分の間は、過去 5 年間のうち、以下の期間が通算して 3 年以上の登録販売者であって、その店舗において医薬品の販売又は授与に関する業務に従事するものを**店舗管理者**にすることができる。

- 以下において、登録販売者として業務に従事した期間
  - ・要指導医薬品を販売等する薬局
  - ・薬剤師が店舗管理者であって、要指導医薬品を販売等する店舗販売業
- 要指導医薬品を販売等する店舗の店舗管理者であった期間

□□□ ★☆☆ ［Ⅳ］

要指導医薬品を販売等する店舗において、経過措置を適用して、登録販売者を**店舗管理者**とする場合には、その店舗管理者を補佐する薬剤師を置かなければならない。

□□□ ★☆☆ ［Ⅳ］

以前の登録販売者試験では実務経験等のあることが受験資格となっていたが、実務経験の不正証明の事案の発生を受けて、平成 27 年度以降の試験からはそうした受験資格が撤廃され、代わりに**店舗管理者**や区域管理者又は管理代行者となる登録販売者には、一定の実務・業務経験が必要とされるようになった。

【参考】管理代行者とは、店舗管理者又は区域管理者による管理ができないとき(例：深夜の時間帯)に、その責務を代行させるため、店舗販売業者又は配置販売業者が指定する者をいう。

第３節 販売規制

042 配置販売業の許可

□□□ ★★☆ [Ⅳ]

配置販売業の許可は、一般用医薬品を、配置により販売し、又は授与する業務について行う。

□□□ ★★★ [Ⅳ]

配置販売業の許可は、配置しようとする区域をその区域に含む都道府県ごとに、その都道府県知事が与える。

【参考】配置しようとする区域が保健所設置市又は特別区の区域にある場合であっても、都道府県知事が許可を与える。

□□□ ★★☆ [Ⅳ]

都道府県知事は、以下のいずれかに該当するときは、**配置販売業の許可**を与えないことができる。

- 必要な業務体制が整っていないとき
- 許可の申請者が薬事に関する法令等に違反し、一定期間を経過していないとき

【参考】配置販売業の許可の基準には、構造設備に関するものがない。

□□□ ★★☆ [Ⅳ]

配置販売業の許可では、薬剤師が配置販売に従事していないときは、第一類医薬品を販売等することができない。

---

043 配置販売業者

□□□ ★☆☆ [Ⅳ]
配置販売業者とは、配置販売業の許可を受けた者をいう。

□□□ ★★★ [Ⅳ]
配置販売業者は、一般用医薬品のうち、配置販売品目基準(厚生労働大臣が定める以下の基準)に適合するもの以外の医薬品を販売等してはならない。

- 経年変化が起こりにくいこと
- 剤形、用法、用量等からみて、その使用方法が簡易であること
- 容器又は被包が、壊れやすく、又は破れやすいものでないこと

[罰則] 違反者は、3年以下の懲役もしくは300万円以下の罰金、又はこれを併科

□□□ ★★☆ [Ⅳ]
配置販売業者は、その業務に係る都道府県の区域を、自ら管理し、又は当該都道府県の区域において配置販売に従事する配置員のうちから指定したものに管理させなければならない。

□□□ ★★☆ [Ⅳ]
配置販売業者は、その区域管理者の意見を尊重するとともに、法令遵守のために措置を講ずる必要があるときは、当該措置を講じ、かつ、講じた措置の内容を記録し、適切に保存しなければならない。

≪関連≫当該措置を講じない場合は、その旨及びその理由を記録し、適切に保存しなければならない。

□□□ ★★☆ [Ⅳ]

配置販売業者は、区域の管理に関する業務その他の配置販売業者の業務を適正に遂行することにより、薬事に関する法令の規定の遵守を確保するために、必要な措置を講じるとともに、その措置の内容を記録し、適切に保存しなければならない。

□□□ ★★☆ [Ⅳ]

配置販売業者又はその配置員は、医薬品の配置販売に従事しようとするときは、以下の事項を、あらかじめ、配置販売に従事しようとする区域の都道府県知事に届け出なければならない。

- 配置販売業者の氏名及び住所
- 配置販売に従事する者の氏名及び住所
- 配置販売に従事する区域及びその期間

[罰則] 違反者は、30万円以下の罰金

□□□ ★★☆ [Ⅳ]

配置販売業者又はその配置員は、その住所地の都道府県知事が発行する身分証明書の交付を受け、かつ、これを携帯しなければ、医薬品の配置販売に従事してはならない。

[罰則] 違反者は、50万円以下の罰金

□□□ ★★☆ [Ⅳ]

配置販売業者は、配置以外の方法により医薬品を販売等してはならない。

[罰則] 違反者は、2年以下の懲役もしくは200万円以下の罰金、又はこれを併科

□□□ ★★☆ [Ⅳ]

配置販売業者が、店舗による販売又は授与の方法で医薬品を販売等しようとする場合は、別途、薬局開設の許可又は店舗販売業の許可を受ける必要がある。

□□□ ★★☆ [Ⅳ]

配置販売業者が医薬品を開封して分割販売することは、禁止されている。

---

044 区域管理者

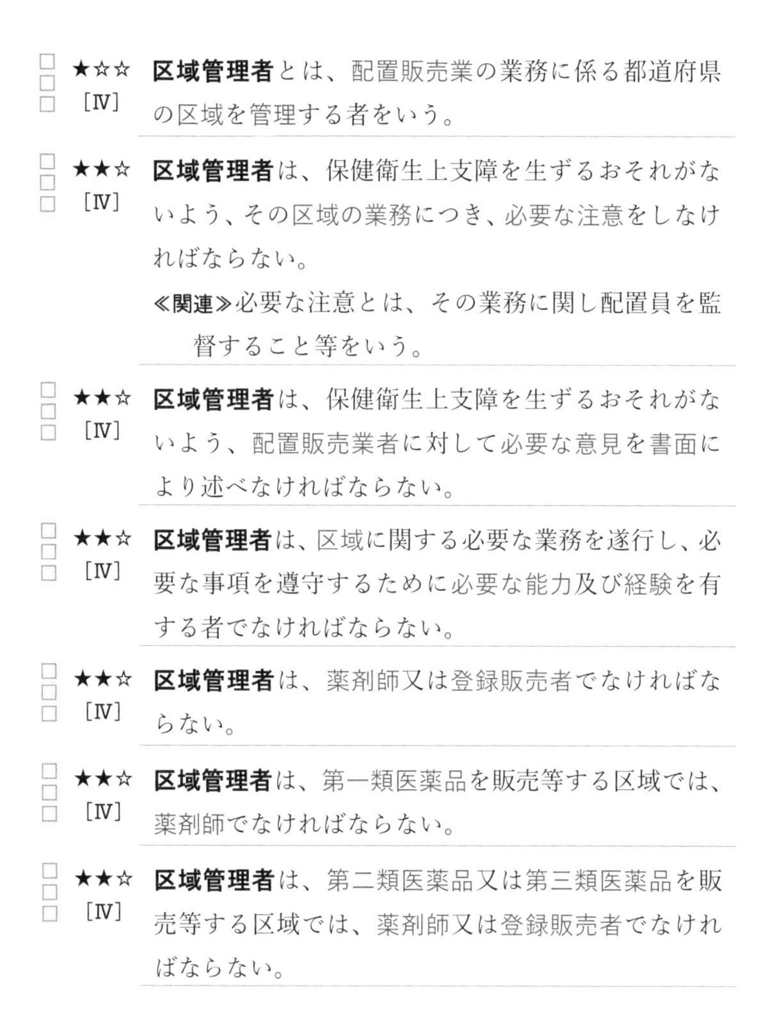

□□□ ★☆☆ ［Ⅳ］
区域管理者とは、配置販売業の業務に係る都道府県の区域を管理する者をいう。

□□□ ★★☆ ［Ⅳ］
区域管理者は、保健衛生上支障を生ずるおそれがないよう、その区域の業務につき、必要な注意をしなければならない。

≪関連≫必要な注意とは、その業務に関し配置員を監督すること等をいう。

□□□ ★★☆ ［Ⅳ］
区域管理者は、保健衛生上支障を生ずるおそれがないよう、配置販売業者に対して必要な意見を書面により述べなければならない。

□□□ ★★☆ ［Ⅳ］
区域管理者は、区域に関する必要な業務を遂行し、必要な事項を遵守するために必要な能力及び経験を有する者でなければならない。

□□□ ★★☆ ［Ⅳ］
区域管理者は、薬剤師又は登録販売者でなければならない。

□□□ ★★☆ ［Ⅳ］
区域管理者は、第一類医薬品を販売等する区域では、薬剤師でなければならない。

□□□ ★★☆ ［Ⅳ］
区域管理者は、第二類医薬品又は第三類医薬品を販売等する区域では、薬剤師又は登録販売者でなければならない。

第３節
販売規制

□□□ ★★★ [Ⅳ]

第二類医薬品又は第三類医薬品を販売等する区域の**区域管理者**に登録販売者がなる場合、以下のいずれかに該当している必要がある。

- 過去 5 年間のうち、従事期間が通算して 2 年以上あること
- 過去 5 年間のうち、従事期間が通算して 1 年以上であり、かつ、[毎年度受講する必要がある研修]に加えて、[区域の管理及び法令遵守に関する追加的な研修]を修了していること
- 従事期間が通算して 1 年以上であり、かつ、過去に店舗管理者又は区域管理者としての業務の経験があること

045 卸売販売業者

□□□ ★★☆ [Ⅳ]

卸売販売業者は、医薬品を、以下の者に対して販売し、又は授与する業務について行う。

- 薬局開設者
- 医薬品の製造販売業者
- 医薬品の製造業者
- 医薬品の販売業者
- 病院、診療所又は飼育動物診療施設の開設者等

□□□ ★★☆ [Ⅳ]

卸売販売業者は、一般の生活者に対して、直接、医薬品を販売等することができない。

□□□ ★★☆ [Ⅳ]

卸売販売業者は、店舗販売業者に対し、一般用医薬品又は要指導医薬品以外の医薬品を販売等してはならない。

□□□ ★★☆ [Ⅳ]

卸売販売業者は、配置販売業者に対し、一般用医薬品以外の医薬品を販売等してはならない。

046 要指導医薬品の販売

□□□ ★★☆ [Ⅳ] 薬局開設者又は店舗販売業者は、**要指導医薬品**につき、薬剤師に**販売**等させなければならない。

□□□ ★★☆ [Ⅳ] 薬局開設者又は店舗販売業者は、**要指導医薬品**を使用しようとする者以外の者に対しては、正当な理由なく、要指導医薬品を**販売**等してはならない。ただし、薬剤師等(以下の者)に対して販売等する場合を除く。

- 薬剤師
- 薬局開設者
- 医薬品の製造販売業者、製造業者又は販売業者
- 医師、歯科医師又は獣医師
- 病院、診療所又は飼育動物診療施設の開設者

【参考】購入等しようとする者が薬剤師等であれば、要指導医薬品を使用しようとする者でなくても、正当な理由なく、要指導医薬品を販売等することができる。

□□□ ★★☆ ［Ⅳ］ 薬局開設者又は店舗販売業者は、**要指導医薬品**につき、以下の方法により、薬剤師に**販売**等させなければならない。

- 購入等しようとする者が、使用しようとする者であることを確認させること。この場合において、使用しようとする者でない場合は、当該者が薬剤師等である場合を除き、正当な理由の有無を確認させること
- 購入等しようとする者及び使用しようとする者の他の薬局開設者等からの当該要指導医薬品の購入等の状況を確認させること
- 上記により確認した事項を勘案し、適正な使用のために必要と認められる数量に限り、販売等させること
- 情報の提供及び指導を受けた者が、当該情報の提供及び指導の内容を理解したこと並びに質問がないことを確認した後に、販売等させること
- 購入等しようとする者から相談があった場合には、情報の提供又は指導を行った後に、販売等させること
- 以下の事項を購入等しようとする者に伝えさせること
  - ・販売等した薬剤師の氏名
  - ・当該薬局又は店舗の名称
  - ・当該薬局又は店舗の電話番号その他連絡先

〖参考〗必要と認められる数量とは、原則、１包装単位となる。

047 第一類医薬品の販売

□□□ ★★☆ [Ⅳ]

薬局開設者、店舗販売業者又は配置販売業者は、**第一類医薬品**につき、薬剤師に**販売**等させなければならない。

□□□ ★★☆ [Ⅳ]

薬局開設者、店舗販売業者又は配置販売業者は、**第一類医薬品**につき、以下の方法により、薬剤師に**販売**等させなければならない。

- 情報の提供を受けた者が、当該情報の提供の内容を理解したこと及び質問がないことを確認した後に、販売等させること
- 購入等しようとする者から相談があった場合には、情報の提供を行った後に、販売等させること
- 以下の事項を購入等しようとする者に伝えさせること
  - ・販売等した薬剤師の氏名
  - ・当該薬局又は店舗の名称
  - ・当該薬局、店舗又は配置販売業者の電話番号その他連絡先

【参考】 薬剤師の氏名、薬局等の名称及び電話番号等は、通常、代金の支払い時に受け取るレシートに記載されている。

048 第二類・第三類医薬品の販売

□□□ ★★☆ ［Ⅳ］
薬局開設者、店舗販売業者又は配置販売業者は、**第二類医薬品**又は**第三類医薬品**につき、薬剤師又は登録販売者に**販売**等させなければならない。

□□□ ★★☆ ［Ⅳ］
薬局開設者、店舗販売業者又は配置販売業者は、**第二類医薬品**又は**第三類医薬品**につき、以下の方法により、薬剤師又は登録販売者に**販売**等させなければならない。

- 購入等しようとする者から相談があった場合には、情報の提供を行った後に、販売等させること
- 以下の事項を購入等しようとする者に伝えさせること
  - ・販売等した薬剤師又は登録販売者の氏名
  - ・当該薬局又は店舗の名称
  - ・当該薬局、店舗又は配置販売業者の電話番号その他連絡先

【参考】上記の販売方法は、努力義務ではなく、義務である。

049 要指導医薬品の情報提供・指導

□□□ ★★☆ [Ⅳ]

要指導医薬品は、その適正な使用のために薬剤師の対面による**情報の提供**及び薬学的知見に基づく指導(以下、**指導**)が行われることが必要な医薬品であるとの位置づけをもつ。

【**参考**】薬学的知見に基づく指導とは、購入等しようとする者から確認した使用者の情報(年齢、性別、症状、服用履歴等)を踏まえ、その使用者の状態等に合わせて、個別に適正な使用方法を指導すること(例：服用を止めるタイミングの指示)をいう。

□□□ ★★☆ [Ⅳ]

薬局開設者又は店舗販売業者は、**要指導医薬品**を販売等する場合には、その薬局又は店舗において医薬品の販売等に従事する薬剤師(以下、当該薬剤師)に、対面により、当該要指導医薬品に係る以下の事項を記載した書面を用いて**情報を提供**させ、及び**指導**を行わせなければならない。

- 当該要指導医薬品の名称
- 有効成分の名称及びその分量
- 用法及び用量
- 効能又は効果
- 使用上の注意のうち、保健衛生上の危害の発生を防止するために必要な事項
- その他薬剤師が必要と判断する事項

□□□ ★★☆ [Ⅳ]

薬局開設者又は店舗販売業者は、**要指導医薬品**に係る**情報の提供**及び**指導**を、以下の方法により、当該薬剤師に行わせなければならない。

- 当該薬局又は店舗内の情報提供及び指導を行う場所で行わせること
- 当該要指導医薬品の特性、用法、用量、使用上の注意、併用を避けるべき医薬品その他の適正な使用のため必要な情報を、当該要指導医薬品を購入等しようとする者又は使用しようとする者の状況に応じて個別に提供させ、必要な指導を行わせること
- 当該要指導医薬品を使用しようとする者がお薬手帳を所持しない場合はその所持を勧奨し、所持する場合は、必要に応じ、当該お薬手帳を活用した情報の提供及び指導を行わせること
- 当該要指導医薬品の副作用等が発生した場合の対応について説明させること
- 情報の提供及び指導を受けた者が当該情報の提供及び指導の内容を理解したこと及び更なる質問の有無について確認させること
- 必要に応じて、当該要指導医薬品に代えて他の医薬品の使用を勧めさせること
- 必要に応じて、医師又は歯科医師の診断を受けることを勧めさせること
- 情報の提供及び指導を行った薬剤師の氏名を伝えさせること

□□□ ★★☆ [Ⅳ]

薬局開設者又は店舗販売業者は、**要指導医薬品**に係る**情報の提供**及び**指導**を行わせるにあたっては、当該薬剤師に、あらかじめ、以下の事項を確認させなければならない。

- 年齢
- 他の薬剤又は医薬品の使用の状況
- 性別
- 症状
- 上記の症状に関して医師又は歯科医師の診断を受けたか否か、診断を受けたことがある場合はその診断の内容
- 現にかかっている他の疾病がある場合は、その病名
- 妊娠しているか否か、妊娠中である場合は妊娠週数
- 授乳しているか否か
- 当該要指導医薬品に係る購入、譲受(ゆずりう)け又は使用の経験の有無
- 調剤された薬剤又は医薬品の副作用等にかかったことがあるか否か、かかったことがある場合はその症状、その時期、当該薬剤又は医薬品の名称、有効成分、服用した量及び服用の状況
- その他確認することが必要な事項

□□□ ★★☆ [Ⅳ] 薬局開設者又は店舗販売業者は、**要指導医薬品**に係る情報の提供及び指導を受けた者が**情報提供**及び**指導**の内容を理解したこと、質問がないことを確認した後に、当該薬剤師に、販売等させなければならない。

□□□ ★★☆ [Ⅳ] 薬局開設者又は店舗販売業者は、**要指導医薬品**に係る**情報の提供**又は**指導**ができないとき、その他適正な使用を確保することができないと認められるときは、要指導医薬品を販売等してはならない。

…⑨化粧品の効能効果 その2…

口唇(こうしん)関係	・口唇の荒(あ)れを防ぐ ・口唇を保護する ・口唇の乾燥を防ぐ ・口唇の乾燥によるカサツキを防ぐ
歯関係	・ムシ歯を防ぐ(使用時にブラッシングを行う歯みがき類) ・歯垢(しこう)を除去する(使用時にブラッシングを行う歯みがき類) ・口臭を防ぐ(歯みがき類) ・歯石(しせき)の沈着を防ぐ(使用時にブラッシングを行う歯みがき類)

050 第一類医薬品の情報提供

□□□ ★★☆ [Ⅳ]

一般用医薬品(**第一類医薬品**を含む)及び要指導医薬品は、薬剤師その他の医薬関係者から**提供された情報**に基づく需要者(じゅようしゃ)の選択により使用される医薬品であるとの位置づけをもつ。

【参考】情報の提供とは、医薬品の適正な使用のため、一般的に必要な情報(用法、用量、禁忌事項等)を購入等しようとする者に伝達することをいう。

□□□ ★★☆ [Ⅳ]

薬局開設者又は店舗販売業者は、**第一類医薬品**を販売等する場合には、その薬局又は店舗において医薬品の販売等に従事する薬剤師(以下、当該薬剤師)に、当該第一類医薬品に係る以下の事項を記載した書面を用いて**情報を提供**させなければならない。

- 当該第一類医薬品の名称
- 有効成分の名称及びその分量
- 用法及び用量
- 効能又は効果
- 使用上の注意のうち、保健衛生上の危害の発生を防止するために必要な事項
- その他薬剤師が必要と判断する事項

≪関連≫上記の規定は、配置販売業者にも準用して適用される。

≪関連≫上記の規定は、購入者等から説明を要しない旨の意思の表明があり、当該薬剤師が適正に使用されると判断したときは適用されない。

□□□ ★★☆ ［Ⅳ］ 薬局開設者又は店舗販売業者は、**第一類医薬品**に係る**情報の提供**を、以下の方法により、当該薬剤師に行わせなければならない。

- 当該薬局又は店舗内の情報提供を行う場所で行わせること
- 当該第一類医薬品の用法、用量、使用上の注意、併用を避けるべき医薬品その他の適正な使用のため必要な情報を、当該第一類医薬品を購入等しようとする者又は使用しようとする者の状況に応じて個別に提供させること
- 当該一般用医薬品(第一類医薬品を含む)を使用しようとする者がお薬手帳を所持する場合は、必要に応じ、当該お薬手帳を活用した情報の提供を行わせること
- 当該第一類医薬品の副作用等が発生した場合の対応について説明させること
- 情報の提供を受けた者が当該情報の提供の内容を理解したこと及び更なる質問の有無について確認させること
- 必要に応じて、医師又は歯科医師の診断を受けることを勧めさせること
- 情報の提供を行った薬剤師の氏名を伝えさせること

≪関連≫上記の規定は、配置販売業者にも準用して適用される。

≪関連≫上記の規定は、購入者等から説明を要しない旨の意思の表明があり、当該薬剤師が適正に使用されると判断したときは適用されない。

□ □ □ ★★☆ [Ⅳ]

薬局開設者又は店舗販売業者は、**第一類医薬品**に係る**情報の提供**を行わせるに当たっては、当該薬剤師に、あらかじめ、以下の事項を確認させなければならない。

- 年齢
- 他の薬剤又は医薬品の使用の状況
- 性別
- 症状
- 上記の症状に関して医師又は歯科医師の診断を受けたか否か、診断を受けたことがある場合はその診断の内容
- 現にかかっている他の疾病がある場合は、その病名
- 妊娠しているか否か、妊娠中である場合は妊娠週数
- 授乳しているか否か
- 当該第一類医薬品に係る購入、譲受(ゆずりう)け又は使用の経験の有無
- 調剤された薬剤又は医薬品の副作用等にかかったことがあるか否か、かかったことがある場合はその症状、その時期、当該薬剤又は医薬品の名称、有効成分、服用した量及び服用の状況
- その他確認することが必要な事項

≪関連≫上記の規定は、配置販売業者にも準用して適用される。

□□□ ★★☆ ［Ⅳ］ 薬局開設者、店舗販売業者又は配置販売業者は、**第一類医薬品**に係る情報の提供を受けた者が**情報提供**の内容を理解したこと、質問がないことを確認した後に、当該薬剤師に、販売等させなければならない。

… ⑩特定保健用食品の表示内容 …

保健機能成分	表示内容
グアバ葉ポリフェノール、難消化性デキストリン等	・血糖値が気になる方に適する ・食後の血糖値の上昇を緩やかにする等
ラクトトリペプチド、カゼインドデカペプチド、サーデンペプチド等	・血圧が高めの方に適する等
キトサン、大豆たんぱく質等	・コレステロールが高めの方に適する等

051 第二類医薬品の情報提供

□□□ ★★☆ [Ⅳ]

薬局開設者又は店舗販売業者は、**第二類医薬品**を販売等する場合には、その薬局又は店舗において医薬品の販売等に従事する薬剤師又は登録販売者(以下、当該薬剤師又は登録販売者)に、**情報を提供**させるよう努めなければならない。

≪関連≫上記の規定は、配置販売業者にも準用して適用される。

□□□ ★★☆ [Ⅳ]

薬局開設者又は店舗販売業者は、**第二類医薬品**に係る**情報の提供**を、以下の方法により、当該薬剤師又は登録販売者に行わせるよう努めなければならない。

- 当該薬局又は店舗内の情報の提供を行う場所において行わせること
- 以下の事項について説明を行わせること
  - ・当該第二類医薬品の名称
  - ・有効成分の名称及びその分量
  - ・用法及び用量
  - ・効能又は効果
  - ・使用上の注意のうち、保健衛生上の危害の発生を防止するために必要な事項
  - ・その他薬剤師又は登録販売者が必要と判断する事項
- 当該第二類医薬品の用法、用量、使用上の注意、併用を避けるべき医薬品その他の適正な使用のために必要な情報を、当該第二類医薬品を購入

等しようとする者又は使用しようとする者の状況に応じて個別に提供させること
- 当該一般用医薬品(第二類医薬品を含む)を使用しようとする者がお薬手帳を所持する場合は、必要に応じ、当該お薬手帳を活用した情報の提供を行わせること
- 当該第二類医薬品の副作用等が発生した場合の対応について説明させること
- 情報の提供を受けた者が当該情報の提供の内容を理解したこと及び質問の有無について確認させること
- 必要に応じて、医師又は歯科医師の診断を受けることを勧めさせること
- 当該情報の提供を行った薬剤師又は登録販売者の氏名を伝えさせること

≪関連≫上記の規定は、配置販売業者にも準用して適用される。

□ ★★☆ 薬局開設者又は店舗販売業者は、**第二類医薬品**に係る**情報の提供**を行わせるに当たっては、当該薬剤師又は登録販売者に、あらかじめ、以下の事項を確認させるよう努めなければならない。
□ [Ⅳ]
□

- 年齢
- 他の薬剤又は医薬品の使用の状況
- 性別
- 症状
- 上記の症状に関して医師又は歯科医師の診断を受けたか否か、診断を受けたことがある場合はその診断の内容
- 現にかかっている他の疾病がある場合は、その病名
- 妊娠しているか否か、妊娠中である場合は妊娠週数
- 授乳しているか否か
- 当該第二類医薬品に係る購入、譲受(ゆずりう)け又は使用の経験の有無
- 調剤された薬剤又は医薬品の副作用等にかかったことがあるか否か、かかったことがある場合はその症状、その時期、当該薬剤又は医薬品の名称、有効成分、服用した量及び服用の状況
- その他確認することが必要な事項

052 第三類医薬品の情報提供

□□□ ★★☆ ［Ⅳ］ 薬局開設者又は店舗販売業者は、**第三類医薬品**を販売等する場合には、その薬局又は店舗において医薬品の販売等に従事する薬剤師又は登録販売者に、**情報の提供**をさせることが望ましい。

≪関連≫医薬品医療機器等法上の規定は特にない。

□□□ ★★☆ ［Ⅳ］ 配置販売業者は、**第三類医薬品**を配置する場合には、その業務に係る都道府県の区域において医薬品の配置販売に従事する薬剤師又は登録販売者に、**情報の提供**をさせることが望ましい。

≪関連≫医薬品医療機器等法上の規定は特にない。

053 相談があった場合

□□□ ★★☆ [Ⅳ]

薬局開設者又は店舗販売業者は、要指導医薬品の適正な使用のため、以下の者から**相談があった場合**には、その薬局又は店舗において医薬品の販売等に従事する薬剤師(当該薬剤師)に、情報を提供させ、又は薬学的知見に基づく指導を行わせなければならない。

- その薬局又は店舗において要指導医薬品を購入等しようとする者
- その薬局又は店舗において要指導医薬品を購入等した者
- その薬局又は店舗において購入等された要指導医薬品を使用する者

□□□ ★★☆ [Ⅳ]

薬局開設者又は店舗販売業者は、要指導医薬品を購入等しようとする者から**相談があった場合**には、情報の提供又は指導を行った後に、当該薬剤師に、販売等させなければならない。

□□□ ★★☆ [Ⅳ]

薬局開設者又は店舗販売業者は、一般用医薬品の適正な使用のため、以下の者から**相談があった場合**には、その薬局又は店舗において医薬品の販売等に従事する薬剤師又は登録販売者(当該薬剤師又は登録販売者)に、情報を提供させなければならない。

- その薬局又は店舗において一般用医薬品を購入等しようとする者
- その薬局又は店舗において一般用医薬品を購入等した者
- その薬局又は店舗において購入等された一般用医薬品を使用する者

□□□ ★★☆ [Ⅳ]

配置販売業者は、一般用医薬品の適正な使用のため、以下の者から**相談があった場合**には、その業務に係る都道府県の区域において医薬品の配置販売に従事する薬剤師又は登録販売者(当該薬剤師又は登録販売者)に、情報を提供させなければならない。

- 配置販売によって一般用医薬品を購入等しようとする者
- 配置した一般用医薬品を使用する者

□□□ ★★☆ [Ⅳ]

薬局開設者、店舗販売業者又は配置販売業者は、一般用医薬品を購入等しようとする者から**相談があった場合**には、情報の提供を行った後に、当該薬剤師又は登録販売者に、販売等させなければならない。

054 陳列

□□□ ★★☆ [Ⅳ]

薬局開設者又は店舗販売業者は、要指導医薬品及び一般用医薬品を陳列する場合には、これらを区別して**陳列**しなければならない。

□□□ ★★☆ [Ⅳ]

要指導医薬品については、以下の場合を除き、要指導医薬品陳列区画の内部の陳列設備に**陳列**しなければならない。

- 鍵(かぎ)をかけた陳列設備に陳列する場合
- 購入しようとする者が直接手の触れられない陳列設備に陳列する場合

【参考】要指導医薬品陳列区画とは、要指導医薬品を陳列する陳列設備から1.2メートル以内の範囲をいう。この区画に医薬品を購入しようとする者等が進入できないよう必要な措置が取られている。

□□□ ★★☆ [Ⅳ]

要指導医薬品及び一般用医薬品については、混在しないように**陳列**しなければならない。

□□□ ★★☆ [Ⅳ]

薬局開設者又は店舗販売業者は、一般用医薬品を陳列する場合には、第一類医薬品、第二類医薬品、第三類医薬品の区分ごとに**陳列**しなければならない。

≪関連≫配置販売業者は、一般用医薬品を陳列する場合には、第一類医薬品、第二類医薬品、第三類医薬品の区分ごとに配置(陳列)しなければならない。

□□□ ★★☆ ［Ⅳ］

第一類医薬品については、以下の場合を除き、第一類医薬品陳列区画の内部の陳列設備に**陳列**しなければならない。

- 鍵をかけた陳列設備に陳列する場合
- 購入しようとする者が直接手の触れられない陳列設備に陳列する場合

【参考】第一類医薬品陳列区画とは、第一類医薬品を陳列する陳列設備から 1.2 メートル以内の範囲をいう。この区画に医薬品を購入しようとする者等が進入できないよう必要な措置が取られている。

□□□ ★★☆ ［Ⅳ］

指定第二類医薬品については、以下の場合を除き、情報提供設備から 7 メートル以内の範囲に**陳列**しなければならない。

- 鍵をかけた陳列設備に陳列する場合
- 指定第二類医薬品を陳列する陳列設備から 1.2 メートルの範囲に、購入しようとする者が進入できない措置が取られている場合

□□□ ★★☆ ［Ⅳ］

第一類医薬品、第二類医薬品及び第三類医薬品については、混在しないように**陳列**しなければならない。

□□□ ★★☆ ［Ⅳ］

陳列とは、医薬品を配置することを含む。

≪関連≫配置販売業では、通常、常備薬として用いられる製品をひと揃(そろ)い収めた「配置箱」を居宅等に預けるが、これは陳列に該当する。

055 閉鎖

□□□ ★★☆ [Ⅳ]

薬局開設者又は店舗販売業者は、要指導医薬品又は一般用医薬品を販売等しない時間は、要指導医薬品又は一般用医薬品を通常陳列し、又は交付する場所を**閉鎖**しなければならない。

□□□ ★★☆ [Ⅳ]

薬局開設者又は店舗販売業者は、以下の場合を除き、要指導医薬品又は第一類医薬品を販売等しない時間は、要指導医薬品陳列区画又は第一類医薬品陳列区画を**閉鎖**しなければならない。

- 鍵(かぎ)をかけた陳列設備に要指導医薬品又は第一類医薬品を陳列する場合

□□□ ★★☆ [Ⅳ]

薬局開設者は、薬剤師不在時間内においては、調剤室を**閉鎖**しなければならない。

□□□ ★★☆ [Ⅳ]

薬局開設者は、薬剤師不在時間内においては、以下の場合を除き、要指導医薬品陳列区画又は第一類医薬品陳列区画を**閉鎖**しなければならない。

- 鍵をかけた陳列設備に要指導医薬品又は第一類医薬品を陳列する場合

056 貯蔵設備

□□□ ★★☆ ［Ⅳ］

薬局及び店舗販売業の店舗の構造設備に係る基準として、医薬品の**貯蔵設備**を設ける区域が、他の区域から明確に区別されていることが規定されている。

【参考】配置販売業には構造設備に係る基準がないため、上記の規定は配置販売業に適用されない。

□□□ ★★☆ ［Ⅳ］

薬局開設者及び店舗販売業者が講じなければならない措置として、医薬品の**貯蔵設備**を設ける区域に立ち入ることができる者を特定することが規定されている。

【参考】上記の規定は、貯蔵中の医薬品が盗難にあった場合において容疑者の絞り込みを容易にし、もって盗難の抑止を図ることにより、貯蔵の適正を確保する措置である。

057 掲示

□□□ ★★☆ [Ⅳ]

薬局開設者又は店舗販売業者は、当該薬局又は店舗の見やすい位置に、「薬局等の管理及び運営に関する事項(以下)」を掲示板で**掲示**しなければならない。

- 許可の区分の別
- 薬局開設者等の氏名又は名称、許可証の記載事項
- 管理者の氏名
- 勤務する薬剤師又は第十五条第二項本文に規定する登録販売者以外の登録販売者もしくは同項本文に規定する登録販売者の別、その氏名及び担当業務
- 取り扱う要指導医薬品及び一般用医薬品の区分
- 薬局、店舗に勤務する者の名札等による区別に関する説明
- 営業時間、営業時間外で相談できる時間及び営業時間外で医薬品の購入、譲受けの申込みを受理する時間
- 相談時及び緊急時の電話番号その他連絡先

≪関連≫同項本文に規定する登録販売者とは、研修中の登録販売者をいう。

□□□ ★★☆ [Ⅳ] 薬局開設者又は店舗販売業者は、当該薬局又は店舗の見やすい位置に、「一般用医薬品等の販売制度に関する事項(以下)」を掲示板で**掲示**しなければならない。

- 要指導医薬品、第一類医薬品、第二類医薬品及び第三類医薬品(以下、要指導医薬品等)の定義並びにこれらに関する解説
- 要指導医薬品等の表示に関する解説
- 要指導医薬品等の情報の提供に関する解説
- 薬局製造販売医薬品を調剤室以外の場所に陳列する場合は、薬局製造販売医薬品の定義及びこれに関する解説並びに表示、情報の提供及び陳列に関する解説
- 要指導医薬品の陳列に関する解説
- 指定第二類医薬品の陳列等に関する解説
- 指定第二類医薬品を購入等しようとする場合は、当該指定第二類医薬品の禁忌(きんき)を確認すること及び薬剤師又は登録販売者に相談を勧める旨
- 一般用医薬品の陳列に関する解説
- 医薬品による健康被害の救済制度に関する解説
- 個人情報の適正な取扱いを確保するための措置
- その他必要な事項

□ ★★☆ 薬局開設者は、薬剤師不在時間内においては、薬剤師不在時間に係る事項を、以下のいずれにも**掲示**しなければならない。
□ [Ⅳ]
□

- 当該薬局内の見やすい場所
- 当該薬局の外側の見やすい場所

≪関連≫薬剤師不在時間に係る事項とは、調剤に従事する薬剤師が不在のため調剤に応じることができない旨等をいう。

⑪栄養機能食品の栄養機能表示 その1

亜鉛（あえん）	・亜鉛は、味覚を正常に保つのに必要な栄養素です等
鉄	・鉄は、赤血球を作るのに必要な栄養素です
銅	・銅は、赤血球の形成を助ける栄養素です等
葉酸（ようさん）	・葉酸は、赤血球の形成を助ける栄養素です等
ビタミン B12	・ビタミン B12 は、赤血球の形成を助ける栄養素です

058 書面を添えて

□□□ ★★☆ ［Ⅳ］

配置販売業者は、「区域の管理及び運営に関する事項」を記載した**書面を添えて**配置しなければならない。

- 許可の区分の別
- 配置販売業者の氏名又は名称、営業の区域その他の許可証の記載事項
- 区域管理者の氏名
- 当該区域に勤務する薬剤師又は第十五条第二項本文に規定する登録販売者以外の登録販売者もしくは同項本文に規定する登録販売者の別、その氏名及び担当業務
- 取り扱う一般用医薬品の区分
- 当該区域に勤務する者の名札等による区別に関する説明
- 営業時間、営業時間外で相談できる時間及び営業時間外で医薬品の購入、譲受けの申込みを受理する時間
- 相談時及び緊急時の電話番号その他連絡先

≪関連≫同項本文に規定する登録販売者とは、研修中の登録販売者をいう。

□ ★★☆ 配置販売業者は、「一般用医薬品の販売制度に関する事項」を記載した**書面を添えて**配置しなければならない。
□ [Ⅳ]
□

- 第一類医薬品、第二類医薬品及び第三類医薬品(以下、第一類医薬品等)の定義並びにこれらに関する解説
- 第一類医薬品等の表示に関する解説
- 第一類医薬品等の情報の提供に関する解説
- 指定第二類医薬品の定義等に関する解説
- 指定第二類医薬品を購入等しようとする場合は、当該指定第二類医薬品の禁忌(きんき)を確認すること及び薬剤師又は登録販売者に相談を勧める旨
- 一般用医薬品の陳列に関する解説
- 医薬品による健康被害の救済制度に関する解説
- 個人情報の適正な取扱いを確保するための措置
- その他必要な事項

059 書面に記載

□□□ ★★☆ [Ⅳ]

①薬局開設者は、薬局医薬品、要指導医薬品又は第一類医薬品を、②店舗販売業者は、要指導医薬品又は第一類医薬品を、③配置販売業者は、第一類医薬品を、(一般の生活者に対して)販売等したときは、以下の事項を**書面に記載**し、2年間、保存しなければならない。

- 品名
- 数量
- 販売、授与、配置した日時
- 販売、授与、配置した薬剤師の氏名、情報提供等を行った薬剤師の氏名
- 医薬品の購入者等が情報提供等の内容を理解したことの確認の結果

【参考】薬局医薬品とは、要指導医薬品及び一般用医薬品以外の医薬品(動物用医薬品を除く)をいう。医療用医薬品と薬局製造販売医薬品が該当する。

□□□ ★★☆ [Ⅳ]

薬局開設者、店舗販売業者又は配置販売業者は、第二類医薬品を、(一般の生活者に対して)販売等したときは、以下の事項を**書面に記載**し、保存するよう努めなければならない。

- 品名
- 数量
- 販売、授与、配置した日時
- 販売、授与、配置した薬剤師又は登録販売者の氏名、情報提供を行った薬剤師又は登録販売者の氏名
- 医薬品の購入者等が情報提供の内容を理解したことの確認の結果

□□□ ★★☆ [Ⅳ]

薬局開設者、店舗販売業者又は配置販売業者は、第三類医薬品を、(一般の生活者に対して)販売等したときは、以下の事項を**書面に記載**し、保存するよう努めなければならない。

- 品名
- 数量
- 販売、授与、配置した日時
- 販売、授与、配置した薬剤師又は登録販売者の氏名、情報提供を行った薬剤師又は登録販売者の氏名

□□□ ★★☆ [Ⅳ]

薬局開設者、店舗販売業者又は配置販売業者は、医薬品を、(一般の生活者に対して)販売等したときは、以下の事項を**書面に記載**し、保存するよう努めなければならない。

- 当該医薬品を購入等した者の連絡先

□□□ ★★☆ [Ⅳ]

薬局開設者及び店舗販売業者は、医薬品を購入等したとき及び薬局開設者等に対して販売等したときは、以下の事項を**書面に記載**しなければならない。

- 品名
- 数量
- 購入等の年月日
- 購入者等(取引先となる事業者)の氏名又は名称
- 購入者等の住所又は所在地
  ※常時取引関係にある場合を除く
- 購入者等の電話番号その他の連絡先
  ※常時取引関係にある場合を除く
- 上記の事項を確認するために提示を受けた資料
  ※常時取引関係にある場合を除く
- 取引先の担当者が、購入者等と雇用関係にあること又は購入者等から取引の指示を受けたことを示す資料
  ※取引先の担当者が購入者等本人である場合を除く
- ロット番号及び使用の期限
  ※医療用医薬品(体外診断用医薬品を除く)のみ。ただし、一般用医薬品等においても記載することが望ましい。

≪関連≫薬局開設者等とは、薬局開設者、医薬品の製造販売業者・製造業者・販売業者又は病院・診療所・飼育動物診療施設の開設者をいう。

【参考】取引先の担当者が、購入者等と雇用関係にあること(略)を示す資料は、その者が身分詐称をしていないかどうかを確認するための資料である。

□□□ ★★☆ [Ⅳ]

薬局開設者及び店舗販売業者は、医薬品を購入等しようとするとき及び薬局開設者等に対して販売等しようとするときは、法定事項を**書面に記載**する際に、購入者等から許可証の写しその他の資料の提示を受け、以下の事項を確認しなければならない。

- 購入者等の住所又は所在地、電話番号その他の連絡先

≪関連≫上記の確認ができないときは、医薬品譲受(ゆずりう)け及び譲渡を行ってはならない。

□□□ ★★☆ [Ⅳ]

配置販売業者は、医薬品を購入等したときは、以下の事項を**書面に記載**しなければならない。

- 品名
- 数量
- 購入等の年月日
- 販売者等(取引先となる事業者)の氏名又は名称
- 販売者等の住所又は所在地
  ※常時取引関係にある場合を除く
- 販売者等の電話番号その他の連絡先
  ※常時取引関係にある場合を除く
- 上記の事項を確認するために提示を受けた資料
  ※常時取引関係にある場合を除く
- 取引先の担当者が、販売者等と雇用関係にあること又は販売者等から取引の指示を受けたことを示す資料
  ※取引先の担当者が販売者等本人である場合を除く

【参考】配置販売業の許可では、薬局開設者等に対して医薬品を販売等することができない。

□□□ ★★☆ [Ⅳ]

配置販売業者は、医薬品を購入等しようとするときは、法定事項を**書面に記載**する際に、販売者等から許可証の写しその他の資料の提示を受け、以下の事項を確認しなければならない。

- 販売者等の住所又は所在地、電話番号その他の連絡先

≪関連≫上記の確認ができないときは、医薬品の譲り受けを行ってはならない。

□□□ ★★☆ [Ⅳ]

許可事業者が複数の事業所で許可を受けている場合には、当該許可事業者内の異なる事業所間の医薬品の移転であっても、移転先及び移転元のそれぞれの事業所ごとに、以下の事項を**書面に記載**(記録)し、3年間、保存しなければならない。

- 品名
- 数量
- 移転先及び移転元の場所並びに移転の年月日
- ロット番号及び使用の期限

※医療用医薬品(体外診断用医薬品を除く)のみ。ただし、一般用医薬品等においても記載することが望ましい。

【参考】許可事業者とは、医薬品医療機器等法の規定により許可を受けて医薬品を業として販売又は授与する者をいう。

【参考】移転とは、医薬品の所有権に変更がないまま、置き場所のみを変更させる行為をいう。

060 名札

□□□ ★★☆ [Ⅳ]

薬局開設者、店舗販売業者又は配置販売業者は、その薬局、店舗又は区域において医薬品の販売等に従事する薬剤師、登録販売者又は一般従事者であることが容易に判別できるようその薬局、店舗又は区域に勤務する者に**名札**を付けさせなければならない。

□□□ ★★☆ [Ⅳ]

研修中の登録販売者(以下のいずれかに該当している登録販売者以外の登録販売者)の**名札**には、「登録販売者(研修中)」等の容易に判別できる表記をする必要がある。

- 過去5年間のうち、従事期間が通算して2年以上あること
- 過去5年間のうち、従事期間が通算して1年以上であり、かつ、[毎年度受講する必要がある研修]に加えて、[店舗の管理及び法令遵守に関する追加的な研修]を修了していること
- 従事期間が通算して1年以上であり、かつ、過去に店舗管理者又は区域管理者としての業務の経験があること

≪関連≫薬局開設者等は、研修中の登録販売者については、薬剤師又は登録販売者(研修中の登録販売者を除く)の管理及び指導の下に実務に従事させなければならない。

061 お薬手帳

□□□ ★☆☆ [Ⅳ]
お薬手帳とは、薬剤服用歴その他の情報を一元的かつ経時的に管理できる手帳をいう。

□□□ ★★☆ [Ⅳ]
薬局開設者又は店舗販売業者は、要指導医薬品を使用しようとする者が**お薬手帳**を所持しない場合は、当該薬剤師に所持を勧奨させ、お薬手帳を所持する場合は、当該薬剤師に、必要に応じ、それを活用した情報の提供及び指導を行わせなければならない。

□□□ ★★☆ [Ⅳ]
薬局開設者又は店舗販売業者は、第一類医薬品を使用しようとする者が**お薬手帳**を所持する場合は、当該薬剤師に、必要に応じ、それを活用した情報の提供を行わせなければならない。

≪関連≫上記の規定は、配置販売業者にも準用して適用される。

□□□ ★☆☆ [Ⅳ]
薬局開設者又は店舗販売業者は、第二類医薬品を使用しようとする者が**お薬手帳**を所持する場合は、当該薬剤師又は登録販売者に、必要に応じ、それを活用した情報の提供を行わせるよう努めなければならない。

≪関連≫上記の規定は、配置販売業者にも準用して適用される。

□□□ ★★☆ [Ⅰ]
一般用医薬品の購入者が医療機関で治療を受けている場合、**お薬手帳**を活用し、適切な情報提供がなされることが重要である。

---

062 特定販売

□□□ ★★★ [Ⅳ]

特定販売とは、その薬局又は店舗におけるその薬局又は店舗以外の場所にいる者に対する一般用医薬品又は薬局製造販売医薬品(毒薬及び劇薬であるものを除く。以下、略)の販売又は授与をいう。

≪関連≫以下の医薬品については、特定販売をすることができない。

- 医療用医薬品
- 要指導医薬品
- 毒薬
- 劇薬

≪関連≫薬局開設者又は店舗販売業者は、医薬品を競売に付してはならない。医薬品をオークションサイトに出品することもできない。

□□□ ★★★ [Ⅳ]

薬局開設者は、**特定販売**を行う場合には、当該薬局に貯蔵し、又は陳列している一般用医薬品又は薬局製造販売医薬品を販売等しなければならない。

【参考】特定販売する医薬品は、当該薬局の管理者の管理下になければならないため、当該薬局で注文だけを受け、他の事業者から購入者の居宅等に直送させることはできない。

□□□ ★★★ [Ⅳ]

店舗販売業者は、**特定販売**を行う場合には、当該店舗に貯蔵し、又は陳列している一般用医薬品を販売等しなければならない。

□□□ ★★☆ [Ⅳ] 薬局開設者又は店舗販売業者は、**特定販売**を行うことについて広告をするときは、以下の区分ごとに表示しなければならない。

- 第一類医薬品
- 指定第二類医薬品
- 第二類医薬品
- 第三類医薬品
- 薬局製造販売医薬品

□□□ ★☆☆ [Ⅳ] 薬局開設者又は店舗販売業者は、**特定販売**を行うことについてインターネットを利用して広告をするときは、そのホームページで区分ごとに表示する措置を確保した上であれば、検索結果等においてまで区分ごとに表示する必要はない。

≪関連≫検索結果等では、表示された医薬品の区分が明確に分かるようにしておく必要がある。

検索結果の表示例
・バファリンＡ80錠［指定第２類医薬品］
・【第１類医薬品】ガスター10Ｓ錠

□□□ ★★☆ [Ⅳ] 薬局開設者又は店舗販売業者は、**特定販売**を行うことについてインターネットを利用して広告をするときは、都道府県知事及び厚生労働大臣が容易に閲覧できるホームページで行わなければならない。

≪関連≫薬局又は店舗の所在地が保健所設置市又は特別区の区域にある場合は、都道府県知事ではなく、その市長又は区長となる。

□□□ ★★☆ [Ⅳ] 薬局開設者又は店舗販売業者は、**特定販売**を行う場合であっても、購入者等から、相談応需（そうだんおうじゅ）を対面又は電話で行ってほしいとの希望があった場合には、その薬局又は店舗において医薬品の販売又は授与に従事する薬剤師又は登録販売者に、対面又は電話により情報提供を行わせなければならない。

□□□ ★★☆ [Ⅳ] 薬局開設者又は店舗販売業者は、**特定販売**を行うことについてインターネット等を利用して広告をするときは、そのホームページ等に、「薬局等の管理及び運営に関する事項(以下)」を見やすく表示しなければならない。

- 許可の区分の別
- 薬局開設者等の氏名又は名称、許可証の記載事項
- 管理者の氏名
- 勤務する薬剤師又は第十五条第二項本文に規定する登録販売者以外の登録販売者もしくは同項本文に規定する登録販売者の別、その氏名及び担当業務
- 取り扱う要指導医薬品及び一般用医薬品の区分
- 薬局、店舗に勤務する者の名札等による区別に関する説明
- 営業時間、営業時間外で相談できる時間及び営業時間外で医薬品の購入、譲受けの申込みを受理する時間
- 相談時及び緊急時の電話番号その他連絡先

≪関連≫同項本文に規定する登録販売者とは、研修中の登録販売者をいう。

□□□ ★★☆ ［Ⅳ］ 薬局開設者又は店舗販売業者は、**特定販売**を行うことについてインターネット等を利用して広告をするときは、そのホームページ等に、「一般用医薬品等の販売制度に関する事項(以下)」を見やすく表示しなければならない。

- 要指導医薬品、第一類医薬品、第二類医薬品及び第三類医薬品(以下、要指導医薬品等)の定義並びにこれらに関する解説
- 要指導医薬品等の表示に関する解説
- 要指導医薬品等の情報の提供に関する解説
- 薬局製造販売医薬品を調剤室以外の場所に陳列する場合は、薬局製造販売医薬品の定義及びこれに関する解説並びに表示、情報の提供及び陳列に関する解説
- 要指導医薬品の陳列に関する解説
- 指定第二類医薬品の(ホームページ広告における)表示等に関する解説
- 指定第二類医薬品を購入等しようとする場合は、当該指定第二類医薬品の禁忌(きんき)を確認すること及び薬剤師又は登録販売者に相談を勧める旨
- 一般用医薬品の(ホームページ広告における)表示に関する解説
- 医薬品による健康被害の救済制度に関する解説
- 個人情報の適正な取扱いを確保するための措置
- その他必要な事項

【参考】医薬品の販売制度全般の理解を促すため、特定販売のできない要指導医薬品に関する情報も法定表示事項に含まれている。

□ ★★☆ 薬局開設者又は店舗販売業者は、**特定販売**を行うことについてインターネット等を利用して広告をするときは、そのホームページ等に、「特定販売に伴う事項(以下)」を見やすく表示しなければならない。
□
□ [Ⅳ]

- 薬局又は店舗の主要な外観の写真
- 薬局製造販売医薬品又は一般用医薬品の陳列の状況を示す写真
- 現在勤務している薬剤師又は第十五条第二項本文に規定する登録販売者以外の登録販売者もしくは同項本文に規定する登録販売者の別及びその氏名
- 開店時間と特定販売を行う時間が異なる場合は、その開店時間及び特定販売を行う時間
- 特定販売を行う薬局製造販売医薬品又は一般用医薬品の使用期限

【参考】 特定販売を行う主体が架空の店ではなく、実体のある薬局又は店舗であることを明らかにするため、「外観の写真」及び「陳列の状況を示す写真」が法定表示事項に含まれている。

063 分割販売

□□□ ★★☆ [Ⅳ]
薬局、店舗販売業及び卸売販売業では、特定の購入者の求めに応じて医薬品の包装を開封して**分割販売**することができる。

≪関連≫分割販売は、量(はか)り売(う)り、零売(れいばい)と呼ばれることもある。

□□□ ★★★ [Ⅳ]
配置販売業では、医薬品を開封して**分割販売**することは禁止されている。

□□□ ★★☆ [Ⅳ]
特定の購入者の求めに応じるのではなく、医薬品をあらかじめ小分けして販売する行為は、**分割販売**ではなく、無許可製造、無許可製造販売に該当する。

□□□ ★★☆ [Ⅳ]
医薬品の**分割販売**では、分割販売を行う者(例：薬局開設者)の責任において、以下の事項がそれぞれ表示又は記載されなければならない。

- 容器等への法定表示事項
- 添付文書等への法定記載事項
- 分割販売を行う者の氏名又は名称
- 分割販売を行う薬局、店舗又は営業所の名称及び所在地

064 組み合わせ販売

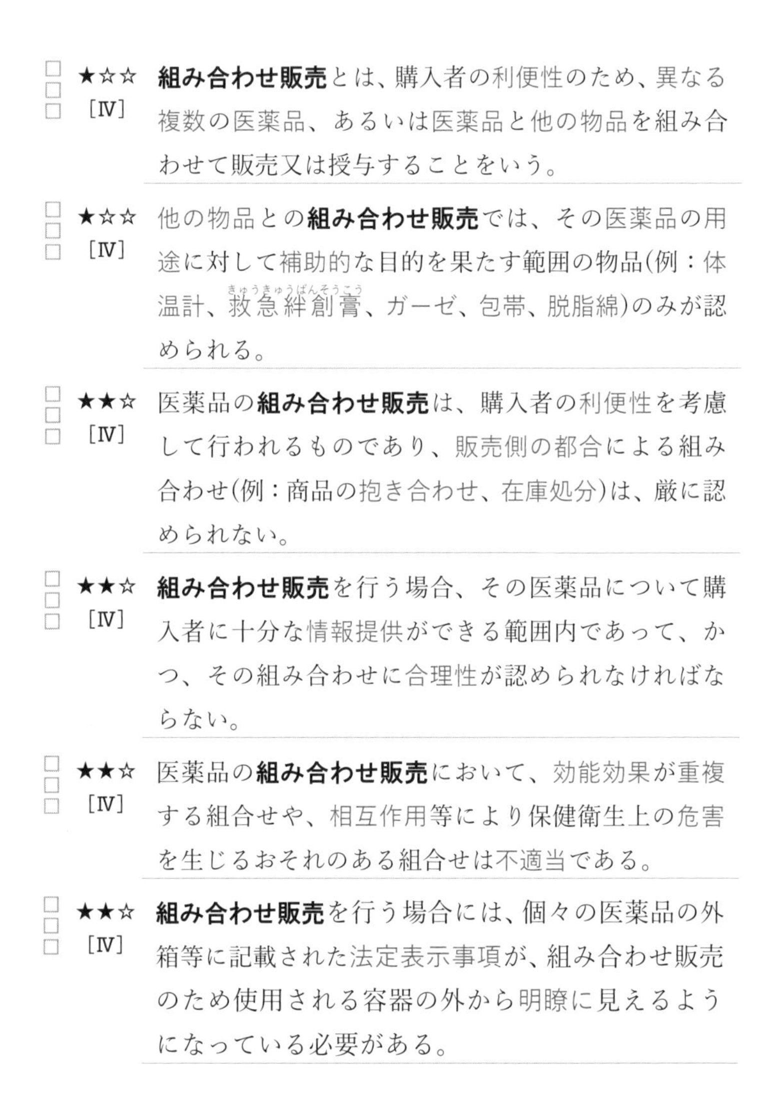

□□□ ★☆☆ ［Ⅳ］

組み合わせ販売とは、購入者の利便性のため、異なる複数の医薬品、あるいは医薬品と他の物品を組み合わせて販売又は授与することをいう。

□□□ ★☆☆ ［Ⅳ］

他の物品との**組み合わせ販売**では、その医薬品の用途に対して補助的な目的を果たす範囲の物品(例：体温計、救急絆創膏、ガーゼ、包帯、脱脂綿)のみが認められる。

□□□ ★★☆ ［Ⅳ］

医薬品の**組み合わせ販売**は、購入者の利便性を考慮して行われるものであり、販売側の都合による組み合わせ(例：商品の抱き合わせ、在庫処分)は、厳に認められない。

□□□ ★★☆ ［Ⅳ］

組み合わせ販売を行う場合、その医薬品について購入者に十分な情報提供ができる範囲内であって、かつ、その組み合わせに合理性が認められなければならない。

□□□ ★★☆ ［Ⅳ］

医薬品の**組み合わせ販売**において、効能効果が重複する組合せや、相互作用等により保健衛生上の危害を生じるおそれのある組合せは不適当である。

□□□ ★★☆ ［Ⅳ］

組み合わせ販売を行う場合には、個々の医薬品の外箱等に記載された法定表示事項が、組み合わせ販売のため使用される容器の外から明瞭に見えるようになっている必要がある。

---

065 先用後利（せんようこうり）

□□□ ★★☆ ［Ⅳ］ **先用後利**とは、購入者の居宅等に医薬品をあらかじめ預けておき、購入者がこれを使用した後でなければ代金請求権を生じないという、配置販売業の販売形態をいう。

□□□ ★★☆ ［Ⅳ］ 配置販売業において、**先用後利**によらず、医薬品の現金売りをすることは、配置による販売行為に当たらない。

… ⑫栄養機能食品の栄養機能表示 その2 …

ビタミンB1	•ビタミンB1は、炭水化物からのエネルギー産生と皮膚や粘膜の健康維持を助ける栄養素です
ビタミンB6	•ビタミンB6は、たんぱく質からのエネルギーの産生と皮膚や粘膜の健康維持を助ける栄養素です
ビタミンC	•ビタミンCは、皮膚や粘膜の健康維持を助けるとともに、抗酸化作用を持つ栄養素です
ビタミンE	•ビタミンEは、抗酸化作用により、体内の脂質を酸化から守り、細胞の健康維持を助ける栄養素です

066 薬剤師不在時間

□□□ ★★☆ [Ⅳ]

薬剤師不在時間とは、開店時間のうち、当該薬局において調剤に従事する薬剤師が当該薬局以外の場所においてその業務を行うため、やむを得ず、かつ、一時的に当該薬局において薬剤師が不在となる時間をいう。

□□□ ★★☆ [Ⅳ]

以下の理由で、一時的に当該薬局において薬剤師が不在となる時間は、**薬剤師不在時間**に該当する。

- 緊急時の在宅対応(訪問調剤)のため
- 急遽、日程の決まった退院時カンファレンス(在宅医療のための会議)への参加のため

□□□ ★★☆ [Ⅳ]

以下の業務によって恒常的に薬剤師が不在となる時間は、**薬剤師不在時間**として認められない。

- 学校薬剤師の業務
- あらかじめ予定されている定期的な業務

□□□ ★★☆ [Ⅳ]

薬局の管理を行う薬剤師(薬局の管理者)と、**薬剤師不在時間内**に当該薬局において勤務している従事者が連絡できる体制を備えている必要がある。

□□□ ★★☆ [Ⅳ]

薬剤師不在時間内であっても、登録販売者が販売できる医薬品は、第二類医薬品又は第三類医薬品である。

067 不適正な販売方法

□□□ ★★☆ [Ⅳ] 懸賞や景品として医薬品を授与することは、原則として認められていない(**不適正な授与方法**)。

≪関連≫キャラクターグッズ等の景品類を提供して医薬品を販売することについては、「不当景品類及び不当表示防止法」の限度内であれば認められている。

□□□ ★★☆ [Ⅳ] 効能効果が重複する医薬品や、相互作用等により保健衛生上の危害を生じるおそれのある医薬品の組み合わせ販売は、不適当である(**不適正な販売方法**)。

□□□ ★★☆ [Ⅳ] 薬局及び店舗販売業において、許可を受けた薬局又は店舗以外の場所に医薬品を貯蔵又は陳列し、そこを拠点として販売した場合は、取締りの対象となる(**不適正な販売方法**)。

□□□ ★★☆ [Ⅳ] 配置販売業において、医薬品を先用後利によらず現金売りをした場合は、取締りの対象となる(**不適正な販売方法**)。

□□□ ★★☆ [Ⅳ] 購入された医薬品が、業として他者に提供されることが推定される場合において、購入者の求めるままに販売すると、医薬品の無許可販売に便宜を与えることにつながるおそれがある(**不適正な販売方法**)。

≪関連≫医薬品を多量に購入する者等に対しては、積極的に事情を尋ねるなど慎重に対処し、状況によっては販売を差し控えるべきである。

第４節
広告その他

医薬品の広告を野放しにすると、「万病に効く」、「医学博士が推薦」、「副作用なし」といった虚偽誇大な広告が蔓延してしまいます。

そうなった場合、どの医薬品を選択すればよいのかわからなくなり、選択を誤れば健康被害さえ生じてしまうことから、医薬品医療機器等法では広告についても厳格に規制しています。

どのような表現が広告規制の対象になるのかを押さえておきましょう。

068 広告

□□□ ★★☆ [Ⅳ]

以下のいずれの要件も満たす場合には、医薬品の**広告**に該当するものと判断される。

- 顧客を誘引する(顧客の購入意欲を昂進させる)意図が明確であること
- 特定の医薬品の商品名(販売名)が明らかにされていること
- 一般人が認知できる状態であること

□□□ ★★★ [Ⅳ]

何人(なんぴと)も、医薬品等(以下)の名称、製造方法、効能、効果又は性能に関して、明示的であると暗示的であるとを問わず、虚偽(きょぎ)又は誇大(こだい)な記事を**広告**し、記述し、又は流布(るふ)してはならない。

- 医薬品
- 医薬部外品
- 化粧品
- 医療機器
- 再生医療等製品

[罰則] 違反者は、2 年以下の懲役もしくは 200 万円以下の罰金、又はこれを併科

□□□ ★★☆ [Ⅳ]

医師その他の者がこれを保証したものと誤解されるおそれがある記事を流布等することは、虚偽又は誇大な**広告**に該当する。

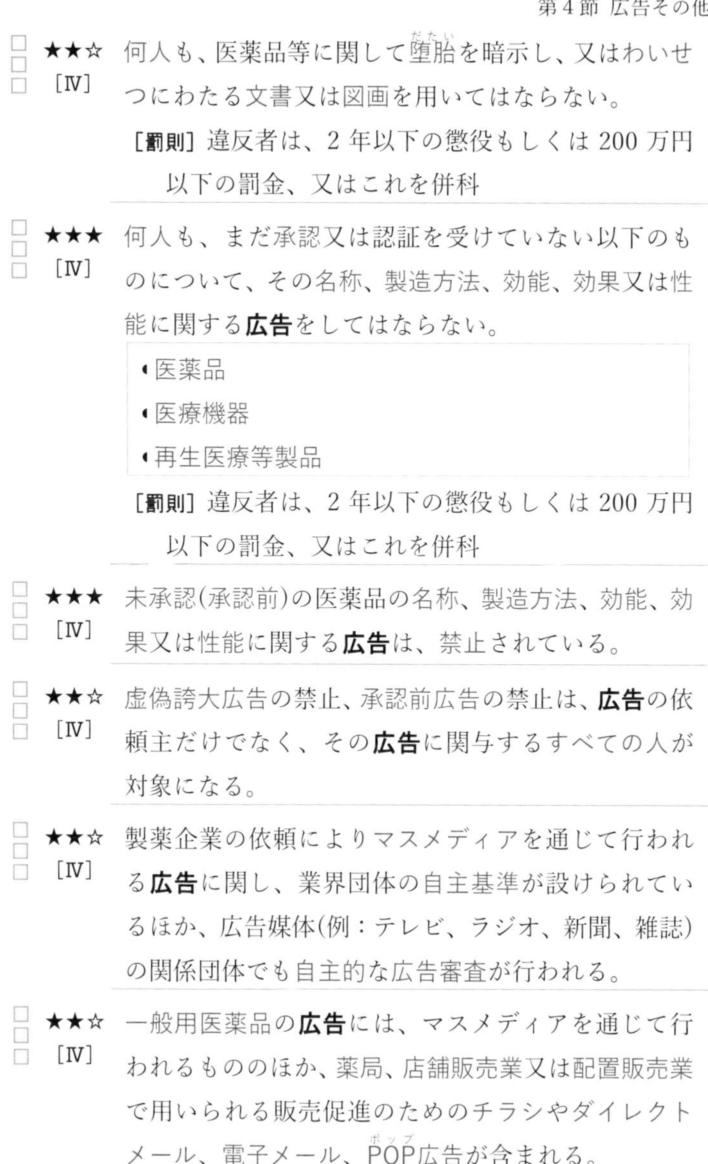

□□□ ★★☆ [Ⅳ]
何人も、医薬品等に関して堕胎(だたい)を暗示し、又はわいせつにわたる文書又は図画を用いてはならない。

[罰則] 違反者は、2 年以下の懲役もしくは 200 万円以下の罰金、又はこれを併科

□□□ ★★★ [Ⅳ]
何人も、まだ承認又は認証を受けていない以下のものについて、その名称、製造方法、効能、効果又は性能に関する**広告**をしてはならない。

- 医薬品
- 医療機器
- 再生医療等製品

[罰則] 違反者は、2 年以下の懲役もしくは 200 万円以下の罰金、又はこれを併科

□□□ ★★★ [Ⅳ]
未承認(承認前)の医薬品の名称、製造方法、効能、効果又は性能に関する**広告**は、禁止されている。

□□□ ★★☆ [Ⅳ]
虚偽誇大広告の禁止、承認前広告の禁止は、**広告**の依頼主だけでなく、その**広告**に関与するすべての人が対象になる。

□□□ ★★☆ [Ⅳ]
製薬企業の依頼によりマスメディアを通じて行われる**広告**に関し、業界団体の自主基準が設けられているほか、広告媒体(例：テレビ、ラジオ、新聞、雑誌)の関係団体でも自主的な広告審査が行われる。

□□□ ★★☆ [Ⅳ]
一般用医薬品の**広告**には、マスメディアを通じて行われるもののほか、薬局、店舗販売業又は配置販売業で用いられる販売促進のためのチラシやダイレクトメール、電子メール、POP(ポップ)広告が含まれる。

□□□ ★☆☆ [Ⅳ] POP 広告は、“購買時点広告”と訳され、小売店等に設置されているポスター、ステッカー、ディスプレー等による店頭・店内の**広告**が該当する。

□□□ ★☆☆ [Ⅳ] 医薬品の**広告**は、以下による規制の対象となる。

・医薬品医療機器等法	保健衛生上の観点からの規制
・不当景品類及び不当表示防止法 ・特定商取引に関する法律	不当な表示による顧客の誘引防止を図るための規制

□□□ ★★☆ [Ⅳ] 厚生労働大臣又は都道府県知事は、虚偽誇大広告の禁止、承認前広告の禁止に違反して**広告**を行った者に対して、その行為の中止、再発防止等の措置命令を行うことができる。

≪関連≫薬局又は店舗の所在地が保健所設置市又は特別区の区域にある場合は、都道府県知事ではなく、その市長又は区長となる。

□□□ ★★☆ [Ⅳ] 課徴金制度では、虚偽誇大広告の禁止に違反して**広告**を行った者に対して、厚生労働大臣が課徴金を納付させる命令を行う。

≪関連≫課徴金の額は、違反を行っていた期間中における対象商品の売上額×4.5%となる。

【参考】課徴金制度は、適正に流通している医薬品の売上の一部を違法とみなし、その利益を没収するしくみである。無承認無許可医薬品(承認前の医薬品を含む)は流通そのものが違法となることから、課徴金制度では承認前広告の禁止に違反した場合を対象としていない。

□□□ ★★☆ ［Ⅳ］ 薬局開設者、店舗販売業者又は配置販売業者は、使用の期限を超過した医薬品を、正当な理由なく、販売し、授与し、販売・授与の目的で貯蔵し、もしくは陳列し、又は**広告**してはならない。

【参考】「正当な理由」とは、試験研究のために医薬品を供する場合をいう。

□□□ ★★☆ ［Ⅳ］ 薬局開設者、店舗販売業者又は配置販売業者は、販売等しようとする医薬品について**広告**するときは、当該医薬品を使用した者による当該医薬品に関する意見等を表示してはならない。

【参考】体質や症状の異なる他人の体験談は、医薬品の不適正な使用を促す要因ともなるため、「この薬はとってもよく効いた」等の使用者の意見は、仮に事実であっても広告できない。

□□□ ★★☆ ［Ⅳ］ 薬局開設者、店舗販売業者又は配置販売業者は、医薬品の購入履歴、ホームページの利用履歴等の情報に基づき、自動的に特定の医薬品の購入を勧誘する方法等により医薬品を**広告**してはならない。

【参考】医薬品の購入履歴やホームページの利用履歴に基づかず、ホームページの閲覧者全員に対する一律の広告であれば問題ない。

---

069 不適正な広告

□□□ ★★☆ ［Ⅳ］

以下の**広告**は、医薬品等適正広告基準において**不適正**なものとされている。

- 医薬品について事実に反する認識を得させるおそれがある広告
- 医薬品の過度の消費や乱用を助長するおそれがある広告

□□□ ★★☆ ［Ⅳ］

製薬企業等が取得している承認の範囲を超える内容(例：承認された内容に合致しない効能効果)が表現されている場合、一般の生活者が事実に反する認識を得るおそれがある(**不適正な広告**)。

□□□ ★★☆ ［Ⅳ］

いわゆる「しばり表現」を省いて漢方処方製剤等の広告することは、原則として認められない(**不適正な広告**)。

≪関連≫「しばり表現」とは、効能効果に付される一定の前提条件をいう。

□□□ ★★☆ ［Ⅳ］

漢方処方製剤の広告において、その構成生薬の作用を個別に挙げて説明することは不適当である(**不適正な広告**)。

〈理由〉漢方処方製剤の効能効果は、配合されている個々の生薬成分が相互に作用して生じるものであるため

□□□ ★★☆ ［Ⅳ］ 一般用医薬品と同じ有効成分を含有する医療用医薬品の効能効果をそのまま標榜することは、承認されている内容を正確に反映した広告といえない(**不適正な広告**)。

□□□ ★★☆ ［Ⅳ］ 一般用医薬品では、医師による診断・治療によらなければ一般に治癒が期待できない疾患(例：がん、糖尿病、心臓病)について、自己治療が可能であるかの広告表現は認められない(**不適正な広告**)。

□□□ ★★☆ ［Ⅳ］ 医薬品の有効性又は安全性について、それが確実であることを保証するような表現がなされた広告は、明示的・暗示的を問わず、虚偽又は誇大な広告とみなされる(**不適正な広告**)。

□□□ ★★☆ ［Ⅳ］ 医薬品の使用前・使用後に関わらず、図画・写真等を掲げる場合において、効能効果等の保証表現となる広告は認められない(**不適正な広告**)。

□□□ ★★☆ ［Ⅳ］ 医薬品の効能効果又は安全性について、最大級の表現又はこれに類する表現等を行うことは、不適当である(**不適正な広告**)。

□□□ ★★☆ ［Ⅳ］ チラシ等の同一紙面に医薬品と併せて掲載し、医薬品でない製品について医薬品的な効能効果があるように見せかけた場合は、必要な承認等を受けていない医薬品の広告(承認前広告)とみなされることがある(**不適正な広告**)。

≪関連≫チラシやパンフレット等の同一紙面に、医薬品と、医薬品ではない製品(例：食品、化粧品、雑貨類)を併せて掲載すること自体は問題ない。

第4節

広告その他

□□□ ★★☆ [Ⅳ] 医薬品が不必要な人にまで使用を促す広告や、安易な使用を促すおそれがある広告(以下、例示)には、必要な監視指導が行われている(**不適正な広告**)。

- 医薬品の商品名を連呼(れんこ)する音声広告
- 生活者の不安を煽(あお)って購入を促す広告

≪関連≫医薬品の広告に、価格の表示や特定商品の名称と価格が特記表示されていることをもって、直ちに不適当とみなされることはない。

□□□ ★★☆ [Ⅳ] 以下の広告表現は、過度の消費や乱用を助長するおそれがあるだけでなく、虚偽誇大な広告にも該当する(**不適正な広告**)。

- 天然成分を使用しているので副作用がない
- いくら飲んでも副作用がない

□□□ ★★☆ [Ⅳ] 医薬関係者、医療機関、公的機関、団体等が、「公認」、「推薦」、「選用」している旨の広告は、仮に事実であったとしても、原則として不適当とされている(**不適正な広告**)。

〈理由〉一般の生活者の当該医薬品に対する認識に与える影響が大きいため

≪関連≫市町村が行う衛生害虫類駆除事業に際して、特定の殺虫剤・殺鼠剤(さっそざい)を住民に推薦することは、問題ない。

□□□ ★★☆ [Ⅳ] 医薬品について、食品的又は化粧品的な用法が強調されているチラシやパンフレット等は、その安易又は過度な使用を促すおそれがある(**不適正な広告**)。

070 医薬品医療機器等法

□□□ ★★☆ ［Ⅳ］

一般用医薬品の販売に関連する法令のうち、最も重要なものは、医薬品、医療機器等の品質、有効性及び安全性の確保等に関する法律(以下、**医薬品医療機器等法**)である。

□□□ ★★☆ ［Ⅳ］

医薬品医療機器等法の規制対象物は、以下の物である。

- 医薬品【P12】
- 医薬部外品【P54】
- 化粧品【P58】
- 医療機器
- 再生医療等製品

【参考】医療機器とは、概ね、疾病の治療等の目的で用いられる機械器具等をいう。

【参考】再生医療等製品とは、概ね、疾病の治療等の目的で用いられる細胞加工物をいう。

□□□ ★★★ ［Ⅳ］

医薬品医療機器等法の目的の一つめは、医薬品、医薬部外品、化粧品、医療機器、再生医療等製品について、保健衛生上必要な規制(以下)を行うことである。

- 品質、有効性及び安全性を確保するための規制
- 危害の発生及び拡大を防止するための規制

□□□ ★★☆ [Ⅳ] **医薬品医療機器等法**の目的の二つめは、指定薬物の規制に関する措置を講ずることである。

【参考】指定薬物とは、精神毒性を有している蓋然性（がいぜんせい）が高く、かつ、使用された場合に保健衛生上の危害を生じるおそれのあるとして、厚生労働大臣が指定する薬物をいう。

□□□ ★★☆ [Ⅳ] **医薬品医療機器等法**の目的の三つめは、以下の物の研究開発を促進する措置を講ずることである。

- 医薬品
- 医療機器
- 再生医療等製品

【参考】医薬部外品と化粧品は、医療上の必要性が高いものではないため、研究開発の促進の対象に含まれていない。

---

071 販売従事登録

□□□ ★★☆ [Ⅳ] 登録販売者は、**販売従事登録**(法第 36 条の 8 第 2 項の登録)を受けた者をいう。

□□□ ★★★ [Ⅳ] 一般用医薬品の販売又は授与に従事しようとする者がそれに必要な資質を有することを確認するために都道府県知事が行う試験に合格した者であって、医薬品の販売又は授与に従事しようとするものは、都道府県知事の登録(**販売従事登録**)を受けなければならない。

≪関連≫都道府県知事が行う試験を、登録販売者試験という。

□□□ ★★☆ [Ⅳ] **販売従事登録**の申請者が登録販売者の欠格事由(けっかくじゆう)に該当する場合は、その登録を受けることができない。

□□□ ★☆☆ [Ⅳ] 精神の機能の障害により登録販売者の業務を適正に行うにあたって必要な認知、判断及び意思疎通を適切に行うことができない者は、**販売従事登録**を受けることができない。

□□□ ★★☆ [Ⅳ] **販売従事登録**を受けようとする者は、医薬品の販売等に従事する薬局又は店舗の所在地の都道府県知事に申請書を提出しなければならない。

≪関連≫配置販売業の場合は、配置しようとする区域をその区域に含む都道府県の知事に申請書を提出する。

□□□ ★★☆ [Ⅳ]

販売従事登録の申請書には、次に掲げる書類を添付しなければならない。

- 申請者が登録販売者試験に合格したことを証する書類
- 申請者の戸籍謄本等
- 申請者が精神の機能の障害により認知、判断及び意思疎通を適切に行うことができないおそれがある場合は、医師の診断書
- 申請者が薬局開設者又は医薬品の販売業者でない場合は、雇用契約書の写し等

□□□ ★★★ [Ⅳ]

二つ以上の都道府県において**販売従事登録**を受けようと申請した者は、いずれか一つの都道府県知事の登録のみを受けることができる。

≪関連≫同時に複数の都道府県で販売従事登録を受けることはできない。

□□□ ★★☆ [Ⅳ]

都道府県知事は、**販売従事登録**を行ったときは、当該販売従事登録を受けた者に対して、登録証を交付しなければならない。

---

072 登録販売者名簿

□□□ ★★☆ [Ⅳ] 販売従事登録を行うため、都道府県に**登録販売者名簿**を備え、以下の事項を登録する。

- 登録番号及び登録年月日
- 本籍地都道府県名(日本国籍をもたない者は、その国籍)、氏名、生年月日及び性別
- 登録販売者試験の合格の年月及び試験施行地の都道府県名
- その他都道府県知事が必要と認める事項

□□□ ★★☆ [Ⅳ] 登録販売者は、**登録販売者名簿**の登録事項に変更を生じたときは、30日以内に、その旨を届けなければならない。

≪関連≫変更届には、届出の原因たる事実を証する書類を添え、登録を受けた都道府県知事に提出しなければならない。

□□□ ★★☆ [Ⅳ] 登録販売者は、一般用医薬品の販売又は授与に従事しようとしなくなったときは、30日以内に、**登録販売者名簿**の登録の消除(しょうじょ)を申請しなければならない。

□ ★☆☆ 登録販売者が死亡し、又は失踪（しっそう）の宣告（せんこく）を受けたとき
□ ［Ⅳ］ は、戸籍法による死亡又は失踪の届出義務者は、30日
□ 以内に、**登録販売者名簿**の登録の消除を申請しなければならない。

≪関連≫登録販売者が精神の機能の障害を有する状態となり登録販売者の業務の継続が著しく困難になったときは、遅滞なく、登録を受けた都道府県知事にその旨を届け出るものとする。

□ ★☆☆ 都道府県知事は、登録販売者が以下のいずれかに該
□ ［Ⅳ］ 当するときは、**登録販売者名簿**の登録を消除しなけ
□ ればならない。

- 登録消除の申請がされ、又は、登録販売者が死亡し、もしくは失踪の宣告を受けたことが確認されたとき
- 登録販売者の欠格事由のいずれかに該当するに至ったとき
- 偽りその他不正の手段により販売従事登録を受けたことが判明したとき

---

073 研修実施機関

□□□ ★★☆ [Ⅳ]
研修実施機関とは、(登録販売者に研修を受講させるため、)厚生労働大臣に届出を行った者をいう。

□□□ ★★☆ [Ⅳ]
薬局開設者、店舗販売業者又は配置販売業者は、その薬局、店舗又は区域において業務に従事する登録販売者に対し、**研修実施機関**が行う研修を毎年度受講させなければならない。

≪関連≫登録販売者は、購入者等に対して正確かつ適切な情報提供が行えるよう、日々、最新の情報の入手や、自らの研鑽に努める必要がある。

---

074 薬事監視員

□□□ ★★☆ [Ⅳ]

行政庁(以下)は、その職員のうちから**薬事監視員**を命じ、薬事関連の監視指導を行わせている。

- 厚生労働大臣
- 都道府県知事
- 保健所を設置する市(以下、保健所設置市)の市長
- 特別区の区長

□□□ ★★☆ [Ⅳ]

薬局及び医薬品の販売業に関する監視指導は、当該薬局の開設許可、医薬品の販売業の許可を所管する行政庁(以下)の**薬事監視員**が行っている。

- 都道府県
- 保健所設置市
- 特別区

□□□ ★★★ [Ⅳ]

都道府県知事は、薬局開設者又は医薬品の販売業者への立入検査等において、以下の事務を当該職員(**薬事監視員**)に行わせることができる。

- 構造設備や帳簿書類を検査すること
- 従業員その他の関係者に質問すること
- 無承認無許可医薬品等の疑いのある物を、試験のため必要な最少分量に限り、収去(しゅうきょ)すること

≪関連≫薬局又は店舗の所在地が、保健所設置市又は特別区の区域にある場合は、都道府県知事ではなく、その市長又は区長となる。

□□□ ★★☆ [Ⅳ]

薬局開設者又は医薬品の販売業者への立入検査等において、以下の場合は、50万円以下の罰金に処する。

- 都道府県知事から命ぜられた報告をせず、又は虚偽(きょぎ)の報告をした場合
- **薬事監視員**による立入検査や収去を拒(こば)み、妨(さまた)げ又は忌避(きひ)した場合
- **薬事監視員**の質問に対して、正当な理由なく答弁せず、又は虚偽の答弁をした場合

≪関連≫薬局又は店舗の所在地が、保健所設置市又は特別区の区域にある場合は、都道府県知事ではなく、その市長又は区長となる。

□□□ ★★☆ [Ⅳ]

行政庁(以下)は、廃棄・回収命令を受けた者がその命令に従わないとき、又は緊急の必要があるときは、その職員(**薬事監視員**)に、その不正表示医薬品等を廃棄させ、もしくは回収させ、又はその他の必要な処分をさせることができる。

- 厚生労働大臣
- 都道府県知事
- 保健所設置市の市長
- 特別区の区長

□□□ ★☆☆ [Ⅳ]

薬事監視員を任命している行政庁の薬務主管課、保健所、薬事監視事務所には、一般用医薬品の販売等に関して、生活者からの苦情や相談が寄せられている。

075 苦情

□□□ ★★☆ ［Ⅳ］

行政庁の薬務主管課、保健所、薬事監視事務所等では、一般の生活者から寄せられた一般用医薬品の販売等に関する苦情等(以下、**苦情**等)の内容から、薬事に関する法令違反、不遵守につながる情報が見出された場合には、立入検査等によって事実関係を確認のうえ、必要な指導、処分等を行っている。

□□□ ★☆☆ ［Ⅳ］

一般の生活者からの**苦情**等は、(独)国民生活センター、各地区の消費生活センター又は消費者団体等の民間団体にも寄せられている。

≪関連≫これらの機関、団体等では、一般の生活者へのアドバイスのほか、必要に応じて行政庁への通報や問題提起を行っている。

□□□ ★☆☆ ［Ⅳ］

医薬品の販売関係の業界団体、職能団体では、一般の生活者からの**苦情**等を受けつける窓口を設置し、業界内における自主的なチェックと自浄的是正を図る取り組みを行っている。

第5節
虫くい条文

登録販売者試験の受験にあたっては、医薬品医療機器等法の条文の虫くい対策をしておくことが必要です。

虫くい箇所は、おおむね決まっているので、着実に解答できるようにしておきましょう。

076 医薬品医療機器等法の目的

□□□ ★★★［Ⅳ］【法第１条】

（目的） 第一条　この法律は、〔　a　〕、〔　b　〕、〔　c　〕、医療機器及び再生医療等製品（以下「医薬品等」という。）の〔　d　〕、〔　e　〕及び〔　f　〕の確保並びにこれらの使用による保健衛生上の危害の発生及び拡大の防止のために必要な規制を行うとともに、〔　g　〕の規制に関する措置を講ずるほか、医療上特にその必要性が高い医薬品、〔　h　〕及び〔　i　〕の〔　j　〕の促進のために必要な措置を講ずることにより、〔　k　〕の向上を図ることを目的とする。	a．医薬品 b．医薬部外品 c．化粧品 d．品質 e．有効性 f．安全性 g．指定薬物 h．医療機器 i．再生医療等製品 j．研究開発 k．保健衛生

【参考】「品質、有効性及び安全性の確保並びにこれらの使用による保健衛生上の危害の発生及び拡大の防止のために必要な規制」とは、医薬品等の製造業・製造販売業・販売業の規制、広告規制、製造販売後の安全対策規制等をいう。

【参考】「指定薬物の規制に関する措置」とは、乱用を目的として流通している物を指定薬物に指定し、取り締まるための措置をいう。

【参考】「研究開発の促進のために必要な措置」とは、承認申請の予定品目について希少疾病用等の指定を行い、開発資金の助成や税金優遇を与えるための措置をいう。

077 医薬品等関連事業者等の責務

□□□ ★☆☆［Ⅳ］【法第１条の４】

（医薬品等関連事業者等の責務）
第一条の四　医薬品等の〔　a　〕、〔　b　〕（小分けを含む。以下同じ。）、〔　c　〕、貸与若しくは修理を業として行う者、第四条第一項の許可を受けた者（以下「〔　d　〕」という。）又は病院、診療所若しくは飼育動物診療施設（略）の開設者は、その相互間の〔　e　〕を行うことその他の必要な措置を講ずることにより、医薬品等の〔　f　〕、〔　g　〕及び〔　h　〕の確保並びにこれらの使用による保健衛生上の〔　i　〕の発生及び拡大の防止に努めなければならない。

a．製造販売
b．製造
c．販売
d．薬局開設者
e．情報交換
f．品質
g．有効性
h．安全性
i．危害

〖参考〗この条文は、医薬品等の品質・有効性・安全性の確保及びこれらの使用による保健衛生上の危害の発生・拡大の防止に努めることを、医薬品等の関連事業者、薬局開設者及び病院・診療所・飼育動物診療施設の開設者の責務としたものである。

078 医薬関係者の責務

□□□　★☆☆［Ⅳ］【法第１条の５第１項】

（医薬関係者の責務） 第一条の五　医師、歯科医師、〔 a 〕、獣医師その他の〔 b 〕は、医薬品等の〔 c 〕及び〔 d 〕その他これらの適正な使用に関する知識と理解を深めるとともに、これらの〔 e 〕の対象者（略）及びこれらを〔 f 〕し、又は〔 g 〕ようとする者に対し、これらの適正な使用に関する事項に関する正確かつ適切な〔 h 〕に〔 i 〕なければならない。	a．薬剤師 b．医薬関係者 c．有効性 d．安全性 e．使用 f．購入 g．譲り受け h．情報の提供 i．努め

【参考】「その他の医薬関係者」には、登録販売者が含まれる。

【参考】「有効性及び安全性」とあるように、「品質」については明示されていないが、医薬品等の店頭での取扱いによっては、その品質に問題が生じることもあるため、医薬関係者が品質問題と無関係であるわけではない。

079 国民の役割

□□□		★☆☆ [Ⅳ]	【法第１条の６】

(国民の役割)
第一条の六　国民は、医薬品等を適正に使用するとともに、これらの〔 a 〕及び〔 b 〕に関する知識と理解を深めるよう〔 c 〕なければならない。

a．有効性
b．安全性
c．努め

⑬情報提供・指導のまとめ

リスク区分	対応する専門家	積極的な情報提供	相談時の応答
要指導医薬品	薬剤師	〔 a 〕により、〔 b 〕を用いた情報提供及び〔 c 〕を義務づけ	〔 e 〕
第一類医薬品		〔 d 〕を用いた情報提供を義務づけ	
第二類医薬品	薬剤師又は登録販売者	〔 f 〕	
第三類医薬品		医薬品医療機器等法上の規定は〔 g 〕	

a．対面　b．書面　c．薬学的知見に基づく指導
d．書面　e．義務　f．努力義務　g．特になし

080 医薬品の定義

□□□　★★★[Ⅳ]【法第２条第１項】

（定義） 第二条　この法律で「医薬品」とは、次に掲げる物をいう。 一　〔 a 〕に収められている物 二　〔 b 〕又は〔 c 〕の疾病の〔 d 〕、治療又は〔 e 〕に使用されることが目的とされている物であつて、〔 f 〕(機械器具、歯科材料、医療用品、〔 g 〕並びにプログラム(略)及びこれを記録した記録媒体をいう。以下同じ。)でないもの(〔 h 〕及び再生医療等製品を除く。) 三　人又は動物の身体の〔 i 〕又は〔 j 〕に影響を及ぼすことが目的とされている物であつて、〔 k 〕でないもの(〔 l 〕、〔 m 〕及び再生医療等製品を除く。)	a．日本薬局方 b．人 c．動物 d．診断 e．予防 f．機械器具等 g．衛生用品 h．医薬部外品 i．構造 j．機能 k．機械器具等 l．医薬部外品 m．化粧品

【参考】第１号〜第３号のいずれかに該当する物は、医薬品とみなされる。例えば、第３号に該当する物が、食品として流通している場合には、必要な承認及び許可を受けていないため、無承認無許可医薬品として取締りの対象になる。

081 医薬部外品の定義

□□□ ★★★［Ⅳ］【法第２条第２項】

（定義）
第二条
２　この法律で「医薬部外品」とは、次に掲げる物であつて人体に対する作用が〔 a 〕ものをいう。
一　次のイからハまでに掲げる目的のために使用される物（これらの使用目的のほかに、併せて前項第二号又は第三号に規定する目的のために使用される物を除く。）であつて〔 b 〕でないもの
イ　〔 c 〕その他の不快感又は口臭若しくは体臭の〔 d 〕
ロ　〔 e 〕、ただれ等の防止
ハ　脱毛の防止、〔 f 〕又は〔 g 〕
二　〔 h 〕の保健のためにする〔 i 〕その他これらに類する生物の防除の目的のために使用される物（この使用目的のほかに、併せて前項第二号又は第三号に規定する目的のために使用される物を除く。）であつて〔 j 〕でないもの
三　前項第二号又は第三号に規定する目的のために使用される物（前二号に掲げる物を除く。）のうち、〔 k 〕が指定するもの

a．緩和な
b．機械器具等
c．吐きけ
d．防止
e．あせも
f．育毛
g．除毛
h．人又は動物
i．ねずみ、はえ、蚊、のみ
j．機械器具等
k．厚生労働大臣

※「前項第二号又は第三号に規定する目的」とは、①疾病の診断、治療又は予防の目的、②身体の構造又は機能に影響を及ぼす目的をいう。

082 化粧品の定義

□□□		★★☆ [Ⅳ]	【法第２条第３項】

（定義）

第二条

3　この法律で「化粧品」とは、〔 a 〕の身体を清潔にし、〔 b 〕し、魅力を増し、〔 c 〕を変え、又は〔 d 〕若しくは〔 e 〕を健やかに保つために、身体に〔 f 〕、散布その他これらに類似する方法で使用されることが目的とされている物で、人体に対する作用が〔 g 〕ものをいう。ただし、これらの使用目的のほかに、第一項第二号又は第三号に規定する用途に使用されることも併せて目的とされている物及び〔 h 〕を除く。

a．人
b．美化
c．容貌（ようぼう）
d．皮膚
e．毛髪
f．塗擦（とさつ）
g．緩和な
h．医薬部外品

※「第一項第二号又は第三号に規定する用途」とは、①疾病の診断、治療又は予防の用途、②身体の構造又は機能に影響を及ぼす用途をいう。

【参考】 動物の身体に用いる物は、化粧品ではない。

【参考】 ゲル状の樹脂を硬化するジェルネイルについて、ベースジェルは、直接、爪に塗布することから化粧品である。一方、ベースジェルを硬化させた人工爪に塗布する物（カラージェル、トップジェル）は、化粧品ではない。

083 生物由来製品の定義

□□□ ★★☆［Ⅳ］ **【法第２条第１０項】**

（定義）
第二条
10 この法律で「生物由来製品」とは、人その他の生物（〔 a 〕を除く。）に由来するものを原料又は材料として製造をされる医薬品、〔 b 〕、〔 c 〕又は〔 d 〕のうち、保健衛生上〔 e 〕を要するものとして、〔 f 〕が〔 g 〕の意見を聴いて指定するものをいう。

a．植物
b．医薬部外品
c．化粧品
d．医療機器
e．特別の注意
f．厚生労働大臣
g．薬事・食品衛生審議会

【参考】 人の血液や病原微生物を原料とする医薬品等（例：血液製剤、ワクチン）は、有害なウイルス等の潜在を否定することができず、深刻な感染症を引き起こす可能性があるため、生物由来製品に指定し、厳格な規制の対象としている。

【参考】 生物由来製品の指定を受けた医療機器として、ヒトトロンビンを含有する製品がある。

084 薬局の定義

□□□　★★☆［Ⅳ］【法第２条第１２項】

（定義） 第二条 12　この法律で「薬局」とは、〔　a　〕が販売又は授与の目的で〔　b　〕の業務並びに薬剤及び医薬品の適正な使用に必要な〔　c　〕及び〔　d　〕に基づく〔　e　〕の業務を行う場所（その開設者が併せ行う〔　f　〕に必要な場所を含む。）をいう。 （略）	a．薬剤師 b．調剤 c．情報の提供 d．薬学的知見 e．指導 f．医薬品の販売業

【参考】薬局では、①調剤の業務、②医薬品の販売業務、③適正使用情報の提供業務、④薬学的知見に基づく指導の業務のほか、⑤薬局製造販売医薬品の製造及び製造販売の業務を行うことができる。

085 登録販売者の意義

□□□ ★★☆［Ⅳ］【法第４条第５項第１号】
【法第３６条の８第１項、第２項】

一　登録販売者　第三十六条の八第二項の〔 a 〕を受けた者をいう。	a．登録
(資質の確認) 第三十六条の八　〔 b 〕は、一般用医薬品の販売又は授与に従事しようとする者がそれに必要な〔 c 〕を有することを確認するために、厚生労働省令で定めるところにより試験を行う。 2　前項の試験に〔 d 〕した者又は第二類医薬品及び第三類医薬品の販売若しくは授与に従事するために必要な資質を有する者として政令で定める基準に該当する者であつて、医薬品の販売又は授与に従事しようとするものは、〔 e 〕の〔 f 〕を受けなければならない。	b．都道府県知事 c．資質 d．合格 e．都道府県知事 f．登録

【参考】用語の規定を、法第２条では「定義」といい、それ以外では「意義」という。

【参考】「政令で定める基準」として、現在のところ定められたものはない。

086 一般用医薬品の意義

□□□　★★★［Ⅳ］【法第４条第５項第４号】

四　一般用医薬品　医薬品のうち、その〔 a 〕において人体に対する作用が〔 b 〕ものであつて、薬剤師その他の医薬関係者から提供された情報に基づく〔 c 〕の選択により使用されることが目的とされているもの(〔 d 〕を除く。)をいう。	a．効能及び効果 b．著しくない c．需要者（じゅようしゃ） d．要指導医薬品

【参考】この条文は、一般用医薬品に分類される医薬品の性格について規定したものである。一般用医薬品の情報提供の方法については、別の条文(法第 36 条の 10)で定められている。【P110, 114】

【参考】「薬剤師その他の医薬関係者」とは、“薬剤師のような医薬関係者”という意味にすぎない。一般用医薬品の情報提供ができる有資格者については、別の条文(法第 36 条の 10)で定められている。【P110, 114】

【参考】「需要者」とは、疾病の治療等に用いるため医薬品を必要とする一般の生活者をさす。

087 要指導医薬品の意義

□□□ ★★☆［Ⅳ］【法第４条第５項第３号】

三　要指導医薬品　次のイからニまでに掲げる医薬品(略)のうち、その効能及び効果において人体に対する作用が〔 a 〕ものであつて、薬剤師その他の医薬関係者から提供された情報に基づく〔 b 〕の選択により使用されることが目的とされているものであり、〔 c 〕、その適正な使用のために〔 d 〕の〔 e 〕による情報の提供及び〔 f 〕が行われることが必要なものとして、〔 g 〕が〔 h 〕の意見を聴いて〔 i 〕するものをいう。

イ　(略)第十四条第十一項に該当するとされた医薬品であつて、当該申請に係る承認を受けてから厚生労働省令で定める期間を経過しないもの

ロ　その製造販売の承認の申請に際してイに掲げる医薬品と有効成分、分量、用法、用量、効能、効果等が〔 j 〕を有すると認められた医薬品であつて、当該申請に係る承認を受けてから厚生労働省令で定める期間を経過しないもの

ハ　第四十四条第一項に規定する〔 k 〕

ニ　第四十四条第二項に規定する〔 l 〕

a．著しくない
b．需要者
c．かつ
d．薬剤師
e．対面
f．薬学的知見に基づく指導
g．厚生労働大臣
h．薬事・食品衛生審議会
i．指定
j．同一性
k．毒薬
l．劇薬

【参考】この条文は、要指導医薬品に分類される医薬品の性格について規定したものである。要指導医薬品の情報提供及び薬学的知見に基づく指導の方法については、別の条文(法第36条の6)で定められている。【P106】

【参考】「その効能及び効果において人体に対する作用が著しくないものであつて、薬剤師その他の医薬関係者から提供された情報に基づく需要者の選択により使用されることが目的とされているもの」とあるように、一般用医薬品の意義(法第4条第5項第4号)と同一の文言となっている。これが示すとおり、本来、一般用医薬品に相当する医薬品が、一定期間のみ要指導医薬品に指定されることになる。

【参考】「薬剤師その他の医薬関係者」とは、"薬剤師のような医薬関係者"という意味にすぎない。要指導医薬品の情報提供等ができる有資格者については、別の条文(法第36条の6)で定められている。【P106】

⑭ 1年以上の算定

店舗又は区域の管理者要件において、1年以上とは、従事期間が月単位で計算して、1か月に〔 a 〕時間以上従事した月が〔 b 〕月以上、又は、従事期間が通算して〔 c 〕年以上あり、かつ、過去〔 d 〕年間において合計〔 e 〕時間以上をいう。

a. 160　b. 12　c. 1　d. 5　e. 1,920

088 医薬品の販売業の許可

□□□ ★★★［Ⅳ］【法第２４条】

条文	選択肢
（医薬品の販売業の許可） 第二十四条　薬局開設者又は〔 a 〕を受けた者でなければ、〔 b 〕として、医薬品を〔 c 〕し、〔 d 〕し、又は販売若しくは授与の目的で〔 e 〕し、若しくは〔 f 〕（配置することを〔 g 〕。以下同じ。）してはならない。ただし、医薬品の〔 h 〕がその製造等をし、又は輸入した医薬品を薬局開設者又は医薬品の製造販売業者、製造業者若しくは販売業者に、医薬品の〔 i 〕がその製造した医薬品を医薬品の製造販売業者又は製造業者に、それぞれ〔 c 〕し、〔 d 〕し、又はその販売若しくは授与の目的で〔 e 〕し、若しくは〔 f 〕するときは、この限りで〔 j 〕。 ２　前項の許可は、〔 k 〕ごとにその〔 l 〕を受けなければ、その期間の経過によって、その効力を失う。	a．医薬品の販売業の許可 b．業（ぎょう） c．販売 d．授与 e．貯蔵 f．陳列 g．含む h．製造販売業者 i．製造業者 j．ない k．六年 l．更新

【参考】「配置することを含む」とあるように、配置販売業において需要者の家庭に医薬品を預けおく行為（配置の行為）は、医薬品が使用されて代金の請求権が発生しない限り、「販売」ではなく、「陳列」に該当する。

第５節 虫くい条文

089 一般用医薬品のリスク区分

□□□　★★★[Ⅳ]【法第３６条の７第１項】

（一般用医薬品の区分）
第三十六条の七　一般用医薬品(略)は、次のように区分する。
一　第一類医薬品　その副作用等により〔 a 〕に支障を来す程度の健康被害が生ずるおそれがある医薬品のうちその使用に関し〔 b 〕が必要なものとして〔 c 〕が〔 d 〕するもの及びその製造販売の〔 e 〕の申請に際して第十四条第十一項に該当するとされた医薬品であつて当該申請に係る〔 e 〕を受けてから厚生労働省令で定める〔 f 〕を経過しないもの
二　第二類医薬品　その副作用等により〔 g 〕に支障を来す程度の健康被害が生ずるおそれがある医薬品(〔 h 〕を除く。)であつて〔 i 〕が〔 j 〕するもの
三　第三類医薬品　〔 k 〕及び〔 l 〕以外の一般用医薬品

a．日常生活
b．特に注意
c．厚生労働大臣
d．指定
e．承認
f．期間
g．日常生活
h．第一類医薬品
i．厚生労働大臣
j．指定
k．第一類医薬品
l．第二類医薬品

【参考】「第十四条第十一項に該当するとされた医薬品」とは、新医薬品をさす。

090 日本薬局方

□□□ ★★★［Ⅳ］【法第４１条第１項、第２項】
※第２項は"出題範囲外"であるが、実際の試験では出題されることがあるため、併せて掲載している。

（日本薬局方等） 第四十一条　厚生労働大臣は、〔 a 〕の〔 b 〕及び〔 c 〕の適正を図るため、〔 d 〕の意見を聴いて、日本薬局方を定め、これを公示する。 ２　厚生労働大臣は、少なくとも〔 e 〕ごとに日本薬局方の全面にわたつて薬事・食品衛生審議会の検討が行われるように、その改定について薬事・食品衛生審議会に諮問しなければならない。	a．医薬品 b．性状 c．品質 d．薬事・食品衛生審議会 e．十年

【参考】日本薬局方は、日本で繁用されている医薬品の規格基準書で、①通則、②生薬総則、③製剤総則、④一般試験法、⑤医薬品各条から構成されている。

【参考】日本薬局方に収載されている物は、すべて医薬品である。

091 毒薬の表示

□□□ ★★★［Ⅳ］【法第44条第1項】

（表示） 第四十四条 〔 a 〕が強いものとして〔 b 〕が薬事・食品衛生審議会の意見を聴いて指定する〔 c 〕（以下「毒薬」という。）は、その直接の容器又は直接の被包に、〔 d 〕地に〔 e 〕枠、〔 f 〕字をもつて、その品名及び〔 g 〕が記載されていなければならない。	a．毒性 b．厚生労働大臣 c．医薬品 d．黒 e．白 f．白 g．「毒」の文字

【参考】「毒性」とは、①極量（きょくりょう）（成人に対して用い得る最大量）が致死量に近い、②蓄積作用が強い、③薬理作用が激しい等の性質をいう。

【参考】毒薬はそもそも医薬品であるため、その直接の容器等には、黒地に白枠、白字による品名及び「毒」の文字に加え、医薬品の直接の容器等の法定表示事項が記載されていなければならない。

092 劇薬の表示

□□□ ★★★［Ⅳ］【法第４４条第２項】

（表示） 第四十四条 ２ 〔 a 〕が強いものとして厚生労働大臣が〔 b 〕の意見を聴いて指定する〔 c 〕（以下「劇薬」という。）は、その直接の容器又は直接の被包に、〔 d 〕地に〔 e 〕枠、〔 f 〕字をもつて、その品名及び〔 g 〕が記載されていなければならない。	a．劇性 b．薬事・食品衛生審議会 c．医薬品 d．白 e．赤 f．赤 g．「劇」の文字

【参考】「劇性」とは、毒性に準ずる性質をいう。

【参考】劇薬はそもそも医薬品であるため、その直接の容器等には、白地に赤枠、赤字による品名及び「劇」の文字に加え、医薬品の直接の容器等の法定表示事項が記載されていなければならない。

【参考】毒薬、劇薬とよく似た用語に、毒物、劇物があるが、全くの別物である。毒物、劇物は、「毒物及び劇物取締法」によって規制され、医薬品ではない。

093 直接の容器等の法定表示事項

□□□　★★★[Ⅳ]【法第５０条】

（直接の容器等の記載事項）

第五十条　医薬品は、その直接の容器又は直接の被包に、次に掲げる事項が記載されていなければならない。（略）

一　〔 a 〕等の氏名又は名称及び〔 b 〕

二　〔 c 〕（日本薬局方に収められている医薬品にあつては日本薬局方において定められた〔 c 〕、その他の医薬品で一般的名称があるものにあつてはその一般的名称）

三　製造〔 d 〕又は製造〔 e 〕

四　重量、容量又は個数等の〔 f 〕

五　日本薬局方に収められている医薬品にあつては、「〔 g 〕」の文字（略）

六　要指導医薬品にあつては、厚生労働省令で定める事項

七　一般用医薬品にあつては、第三十六条の七第一項に規定する区分ごとに、厚生労働省令で定める事項

八～十五　（略）

a．製造販売業者
b．住所
c．名称
d．番号
e．記号
f．内容量
g．日本薬局方

【参考】この条文の対象物は、医薬品である。処方箋に基づき調剤される薬剤は、医薬品(不特定多数に用いるために流通する薬の製品)ではなく、薬剤(特定の人の特定の症状に用いる薬)であるため、この条文は適用されない。

≪関連≫第6号の「厚生労働省令で定める事項」とは、「要指導医薬品」の文字である。

≪関連≫第7号の「厚生労働省令で定める事項」とは、一般用医薬品のリスク区分を示す字句である。

・・・ ⑮ 2年以上の算定 ・・・

店舗又は区域の管理者要件において、2年以上とは、従事期間が月単位で計算して、1か月に〔 a 〕時間以上従事した月が〔 b 〕月以上、又は、従事期間が通算して〔 c 〕年以上あり、かつ、過去〔 d 〕年間において合計〔 e 〕時間以上をいう。

a. 80 b. 24 c. 2 d. 5 e. 1,920

094 外部の容器等の法定表示事項

□□□　★★☆［Ⅳ］【法第５１条】

第五十一条　医薬品の直接の容器又は直接の被包が小売のために〔　a　〕されている場合において、その直接の容器又は直接の被包に記載された第四十四条第一項若しくは第二項又は前条各号に規定する事項が外部の容器又は外部の被包を〔　b　〕容易に見ることができないときは、その外部の容器又は外部の被包にも、〔　c　〕が記載されていなければならない。	a．包装 b．透かして c．同様の事項

【参考】「小売のため」とは、一般の生活者等に対して販売するため、を意味する。

【参考】「小売のために包装」には、輸送のための梱包(例：ダンボール箱)は含まれない。

【参考】「透かして容易に見る」とは、直接の容器等が透明なセロファンによって包装されている場合等をいう。

【参考】「同様の事項」とは、①法第 44 条第 1 項、第 2 項、②法第 50 条各号に規定する事項をいう。

095 添付文書等の法定記載事項

□□□　★★☆［Ⅳ］【法第５２条第２項】

（容器等への符号等の記載）
第五十二条
２　要指導医薬品、〔 a 〕その他の厚生労働省令で定める医薬品は、これに添付する文書〔 b 〕その容器若しくは被包に、当該医薬品に関する〔 c 〕その他により得られた知見に基づき、次に掲げる事項が記載されていなければならない。（略）
一　〔 d 〕、〔 e 〕その他使用及び取扱い上の必要な注意
二〜五　（略）

a．一般用医薬品
b．又は
c．最新の論文
d．用法
e．用量

【参考】「厚生労働省令で定める医薬品」として、薬局製造販売医薬品が該当する。

【参考】医薬品の市販後には新たな副作用が判明する場合があり、常に最新の情報が添付文書等に反映されるようにするため、添付文書等の法定事項は「最新の論文等」により得られた知見に基づき記載することとされている。

096 記載禁止事項

□□□　★★★［Ⅳ］【法第５４条】

（記載禁止事項） 第五十四条　医薬品は、これに〔 a 〕、その医薬品又はその容器若しくは被包（内袋を含む。）に、次に掲げる事項が記載されて〔 b 〕。 一　当該医薬品に関し〔 c 〕又は〔 d 〕を招くおそれのある事項 二　第十四条、第十九条の二、第二十三条の二の五又は第二十三条の二の十七の〔 e 〕を受けていない効能、効果又は性能（第十四条第一項、第二十三条の二の五第一項又は第二十三条の二の二十三第一項の規定により厚生労働大臣がその基準を定めて指定した医薬品にあつては、その基準において定められた効能、効果又は性能を除く。） 三　保健衛生上危険がある〔 f 〕、〔 g 〕又は〔 h 〕	a．添付する文書 b．いてはならない c．虚偽 d．誤解 e．承認 f．用法 g．用量 h．使用期間

≪関連≫「添付する文書」は、製品に医薬品の製造販売業者において作成され、医薬品に添付されている文書に限られるものではなく、薬局開設者又は医薬品の販売業者が販売に際して添付する文書も該当する。

097 不良医薬品

□□□ ★★★[Ⅳ] 【法第５６条】

(販売、製造等の禁止)

第五十六条　次の各号のいずれかに該当する医薬品は、販売し、授与し、又は販売若しくは授与の目的で製造し、輸入し、貯蔵し、若しくは陳列してはならない。

一　日本薬局方に収められている医薬品であつて、その〔 a 〕又は〔 b 〕が日本薬局方で定める基準に適合しないもの

二～五　略

六　その全部又は一部が〔 c 〕な物質又は〔 d 〕若しくは〔 e 〕した物質から成つている医薬品

七　〔 f 〕が混入し、又は付着している医薬品

八　〔 g 〕その他疾病の原因となるものにより汚染され、又は汚染されているおそれがある医薬品

九　〔 h 〕のみを目的として、厚生労働省令で定める〔 i 〕以外の〔 i 〕が使用されている医薬品

a．性状
b．品質
c．不潔
d．変質
e．変敗(へんぱい)
f．異物
g．病原微生物
h．着色
i．タール色素

098 虚偽誇大広告の禁止

□□□ ★★★[Ⅳ] 【法第６６条】

(誇大広告等)

第六十六条 〔 a 〕も、医薬品、医薬部外品、化粧品、医療機器又は再生医療等製品の〔 b 〕、〔 c 〕、効能、効果又は性能に関して、〔 d 〕であると〔 e 〕であるとを問わず、〔 f 〕又は〔 g 〕な記事を広告し、記述し、又は流布してはならない。

2 医薬品、医薬部外品、化粧品、医療機器又は再生医療等製品の〔 h 〕、〔 i 〕又は〔 j 〕について、医師その他の者がこれを〔 k 〕したものと誤解されるおそれがある記事を広告し、記述し、又は流布することは、前項に該当するものとする。

3 〔 l 〕も、医薬品、医薬部外品、化粧品、医療機器又は再生医療等製品に関して〔 m 〕を暗示し、又は〔 n 〕にわたる文書又は図画を用いてはならない。

a．何人(なんぴと)
b．名称
c．製造方法
d．明示的
e．暗示的
f．虚偽
g．誇大
h．効能
i．効果
j．性能
k．保証
l．何人(なんぴと)
m．堕胎(だたい)
n．わいせつ

【参考】「何人も」とは、すべての者をいう。

【参考】「明示的」とは、虚偽の効能等を明記した場合をいう。

【参考】「暗示的」とは、写真や図画の影響に関連したものをいうが、文章表現の抑揚によるものも含まれる。

099 承認前広告の禁止

□□□ ★★☆［Ⅳ］【法第68条】

（承認前の医薬品、医療機器及び再生医療等製品の広告の禁止）

第六十八条 〔 a 〕も、第十四条第一項、第二十三条の二の五第一項若しくは第二十三条の二の二十三第一項に規定する医薬品若しくは〔 b 〕又は〔 c 〕であつて、まだ第十四条第一項、第十九条の二第一項、第二十三条の二の五第一項、第二十三条の二の十七第一項、第二十三条の二十五第一項若しくは第二十三条の三十七第一項の〔 d 〕又は第二十三条の二の二十三第一項の認証を受けていないものについて、その〔 e 〕、〔 f 〕、効能、効果又は性能に関する〔 g 〕をしてはならない。

a．何人（なんぴと）
b．医療機器
c．再生医療等製品
d．承認
e．名称
f．製造方法
g．広告

【参考】承認申請の内容がそのまま承認されるかどうかは不明であり、実際の承認内容によっては、承認前に行った広告が虚偽又は誇大なものとなり得ること等を考慮し、この条文が設けられている。

【参考】効能効果等が標榜されている食品の広告についても、この条文に違反しているとみなされる。

【参考】「承認」とは、申請に係るものについて、正当であると肯定的に判断する行政庁の処分をいう。

100 安全性情報の提供

□□□　★★☆［Ⅴ］【法第６８条の２の５第１項】

※現行法では第６８条の２の６第１項

（情報の提供等）

第六十八条の二の五　医薬品、医療機器若しくは再生医療等製品の〔　a　〕（略）は、医薬品（略）の有効性及び〔　b　〕に関する事項その他医薬品（略）の〔　c　〕のために必要な情報（略）を〔　d　〕し、及び検討するとともに、薬局開設者、病院、診療所若しくは飼育動物診療施設の開設者（略）、医薬品の販売業者（略）又は医師、歯科医師、薬剤師、獣医師その他の〔　e　〕に対し、これを〔　f　〕するよう〔　g　〕なければならない。

a．製造販売業者
b．安全性
c．適正な使用
d．収集
e．医薬関係者
f．提供
g．努め

【参考】「適正な使用のために必要な情報」として、①最近確認された重要な副作用であって、添付文書等に記載されていないもの、②既知の副作用であるが、発生数の増加が最近確認されたもの、③添付文書等に記載されている情報の補足事項又はその情報の裏付け資料等が該当する。

101 安全性情報の収集への協力

□□□ ★★☆［V］【法第６８条の２の５第２項】
※現行法では第６８条の２の６第２項

（情報の提供等） 第六十八条の二の五 2　薬局開設者、病院、診療所若しくは飼育動物診療施設の開設者、医薬品の販売業者（略）、医師、歯科医師、薬剤師、獣医師その他の〔 a 〕（略）は、医薬品（略）の〔 b 〕（略）又は外国特例承認取得者が行う医薬品（略）の〔 c 〕のために必要な情報の〔 d 〕に〔 e 〕するよう〔 f 〕なければならない。	a．医薬関係者 b．製造販売業者 c．適正な使用 d．収集 e．協力 f．努め

【参考】医薬品等の適正な使用のために必要な情報は、医薬関係者の日常業務の中から得られるものであり、いかに製造販売業者等がそれらの情報収集に高い意識を持って取り組んだとしても、彼らの協力なくしてはその達成は困難である。そこで、法第68条の2の5第1項の規定に実効性を持たせるため、この条文が設けられている。

102 安全性情報の活用

□□□　★★☆［V］【法第68条の2の5第3項】
※現行法では第68条の2の6第3項

（情報の提供等）
第六十八条の二の五
3　薬局開設者、病院若しくは診療所の開設者又は医師、歯科医師、薬剤師その他の〔 a 〕は、医薬品（略）の適正な使用を確保するため、相互の密接な連携の下に第一項の規定により提供される情報の〔 b 〕（略）その他必要な情報の〔 c 〕、検討及び〔 d 〕を行うことに〔 e 〕なければならない。

a．医薬関係者
b．活用
c．収集
d．利用
e．努め

【参考】「第一項の規定により提供される情報」とは、製造販売業者等から提供される安全性等の情報をいう。

103 啓発活動

□□□　★☆☆［Ⅴ］【法第６８条の３】
※現行法では再生医療等製品も対象

（医薬品、医療機器及び再生医療等製品の適正な使用に関する普及啓発） 第六十八条の三　〔 a 〕、〔 b 〕、保健所を設置する市及び特別区は、関係機関及び関係団体の協力の下に、医薬品、医療機器及び再生医療等製品の適正な〔 c 〕に関する啓発及び〔 d 〕に努めるものとする。	a．国 b．都道府県 c．使用 d．知識の普及

≪関連≫例えば、医薬品の持つ特質やその取扱い等についての正しい知識を広く一般の生活者に浸透させることにより、保健衛生の維持向上に貢献することを目的として、毎年 10 月 17 日から 23 日までの 1 週間を「薬と健康の週間」とし、国、自治体又は関係団体等による広報活動やイベント等が実施されている。

104 自主的な廃棄・回収

□□□　★★☆［Ⅳ］【法第６８条の９第１項】

（危害の防止） 第六十八条の九　医薬品、医薬部外品、化粧品、医療機器若しくは再生医療等製品の〔　a　〕又は外国特例承認取得者は、その製造販売をし、又は(略)承認を受けた医薬品(略)の使用によつて保健衛生上の〔　b　〕が発生し、又は拡大するおそれがあることを知つたときは、これを防止するために〔　c　〕、販売の停止、情報の提供その他必要な措置を講じなければならない。	a．製造販売業者 b．危害 c．廃棄、回収

【参考】製造販売業者等には、たとえ行政からの命令や指示がない場合であっても、自主的に、保健衛生上の危害が発生・拡大を防止するための措置を講じていく責務があることを明確にするため、この条文が設けられている。

105 廃棄・回収への協力

□□□ ★☆☆［Ⅳ］【法第６８条の９第２項】

（危害の防止）
第六十八条の九
２ 薬局開設者（略）、医薬品（略）の販売業者（略）又は（略）薬剤師（略）その他の〔 a 〕は、前項の規定により医薬品（略）の製造販売業者（略）が行う必要な措置の実施に〔 b 〕するよう〔 c 〕なければならない。

a．医薬関係者
b．協力
c．努め

【参考】保健衛生上の危害の発生・拡大を防止するための措置について、いかに製造販売業者等が高い意識を持って取り組んだとしても、当該措置の浸透を図るためには、その流通を担う業者や医療機関等の協力が不可欠である。そこで、法第 68 条の 9 第 1 項の規定に実効性を持たせるため、この条文が設けられている。

106 製造販売業者からの副作用報告

□□□　★★☆［V］【法第６８条の１０第１項】

（副作用等の報告） 第六十八条の十　〔 a 〕、医薬部外品、化粧品、医療機器若しくは再生医療等製品の製造販売業者（略）は、その製造販売をし、又は（略）承認を受けた〔 a 〕、医薬部外品、化粧品、医療機器又は再生医療等製品について、当該品目の副作用その他の事由によるものと疑われる〔 b 〕、〔 c 〕又は〔 d 〕の発生、当該品目の使用によるものと疑われる〔 e 〕の発生（略）を知つたときは、その旨を厚生労働省令で定めるところにより〔 f 〕に報告しなければならない。	a．医薬品 b．疾病 c．障害 d．死亡 e．感染症 f．厚生労働大臣

【参考】製造販売業者等には、その製品の市販後においても、常に、有効性及び安全性に注意を払い続ける責務があることを踏まえ、この条文が設けられている。

≪関連≫「厚生労働省令で定めるところ」により、定められた期限（以下）までに報告しなければならない。

- 副作用症例報告は、15日以内／30日以内／定期報告
- 感染症症例報告（予測できるもので非重篤を除く）は、15日以内
- 外国での措置報告は、15日以内
- 研究報告は、30日以内

107 医薬関係者からの副作用報告

□□□ ★★★[V] 【法第６８条の１０第２項】

(副作用等の報告)

第六十八条の十

2 〔 a 〕、病院、診療所若しくは飼育動物診療施設の開設者又は医師、歯科医師、〔 b 〕、〔 c 〕、獣医師その他の医薬関係者は、〔 d 〕、医療機器又は再生医療等製品について、当該品目の〔 e 〕その他の事由によるものと疑われる疾病、障害若しくは死亡の発生又は当該品目の使用によるものと疑われる〔 f 〕の発生に関する事項を知つた場合において、〔 g 〕上の危害の発生又は拡大を防止するため必要があると認めるときは、その旨を〔 h 〕に〔 i 〕しなければならない。

a．薬局開設者
b．薬剤師
c．登録販売者
d．医薬品
e．副作用
f．感染症
g．保健衛生
h．厚生労働大臣
i．報告

【参考】医療や医薬品の小売りの現場では、副作用等の症例に接する機会が多いことを踏まえ、それらの情報を広く収集することを目的として、この条文が設けられている。

≪関連≫登録販売者は、医薬品の副作用等を知った場合において、保健衛生上の危害の発生・拡大を防止するため必要があると認めるときは、その旨を厚生労働大臣に報告しなければならない。実務上は決められた形式に従い報告書を総合機構に提出することとなる。

108 法令遵守確認のための立入検査

□□□ ★★☆［Ⅳ］【法第６９条第２項】

（立入検査等） 第六十九条 ２　〔　a　〕（薬局、店舗販売業（略）にあつては、その薬局、店舗（略）の所在地が保健所を設置する市又は特別区の区域にある場合においては、市長又は区長。（略））は、薬局開設者、医薬品の販売業者（略）（以下この項において「販売業者等」という。）が、（略）規定又は（略）命令を〔　b　〕しているかどうかを確かめるために必要があると認めるときは、当該販売業者等に対して、厚生労働省令で定めるところにより必要な〔　c　〕をさせ、又は〔　d　〕に、薬局、店舗、事務所その他当該販売業者等が医薬品（略）を業務上取り扱う場所に〔　e　〕、その構造設備若しくは〔　f　〕その他の物件を〔　g　〕させ、若しくは従業員その他の関係者に〔　h　〕させることができる。	a．都道府県知事 b．遵守（じゅんしゅ） c．報告 d．当該職員 e．立ち入り f．帳簿書類 g．検査 h．質問

【参考】この条文は、薬局開設者又は医薬品の販売業者の法令遵守状況を確認するために行われる監視指導事務について定めている。

【参考】「立ち入り」に際して、立入先の同意は必要としない。

109 危害発生防止のための立入検査

□□□ ★★★[Ⅳ] 【法第69条第6項】

(立入検査等)

第六十九条

6 〔 a 〕、〔 b 〕、保健所を設置する市の市長又は特別区の区長は、前各項に定めるもののほか必要があると認めるときは、薬局開設者(略)、医薬品、医薬部外品、化粧品、医療機器若しくは再生医療等製品の製造販売業者、製造業者若しくは販売業者(略)その他医薬品、医薬部外品、化粧品、医療機器若しくは再生医療等製品を業務上取り扱う者(略)に対して、厚生労働省令で定めるところにより必要な〔 c 〕をさせ、又は〔 d 〕に、薬局(略)、工場、店舗、事務所その他医薬品、医薬部外品、化粧品、医療機器若しくは再生医療等製品を業務上取り扱う場所に〔 e 〕、その構造設備若しくは〔 f 〕その他の物件を〔 g 〕させ、従業員その他の関係者に〔 h 〕させ、若しくは第七十条第一項に規定する物に該当する〔 i 〕のある物を、試験のため必要な〔 j 〕に限り、〔 k 〕させることができる。

a．厚生労働大臣
b．都道府県知事
c．報告
d．当該職員
e．立ち入り
f．帳簿書類
g．検査
h．質問
i．疑い
j．最少分量
k．収去(しゅうきょ)

【参考】この条文は、無承認無許可医薬品、不良医薬品又は不正表示医薬品等の流通によって引き起こされる危害の発生・拡大を防止するために行われる監視指導事務を定めている。

【参考】「収去」とは、行政処分の一つで、ある物をある場所から強制的に取り去ることをいう。このように、収去は所有権の剥奪を意味するが、補償を行う必要はない。

・・・ ⑯ 3年以上の算定 ・・・

店舗又は区域の管理者要件において、3年以上とは、所定の業務に従事した期間が月単位で計算して、1か月に〔 a 〕時間以上従事した月が〔 b 〕月以上、又は、従事期間が通算して〔 c 〕年以上あり、かつ、過去〔 d 〕年間において合計〔 e 〕時間以上をいう。

a．80　b．36　c．3　d．5　e．2,880

110 緊急命令

□□□ ★★★［Ⅳ］【法第６９条の３】

（緊急命令） 第六十九条の三 〔 a 〕は、医薬品、医薬部外品、化粧品、医療機器又は再生医療等製品による保健衛生上の〔 b 〕の発生又は拡大を防止するため必要があると認めるときは、医薬品（略）の（略）販売業者（略）又は薬局開設者に対して、医薬品（略）の販売若しくは授与（略）を〔 c 〕することその他保健衛生上の〔 b 〕の発生又は拡大を防止するための〔 d 〕をとるべきことを命ずることができる。	a．厚生労働大臣 b．危害 c．一時停止 d．応急の措置

【参考】医薬品等の安全性に関する重大な情報に行政が接した場合、最終的な評価の確定を待って監視指導をはじめていたのでは、いたずらに保健衛生上の危害の発生・拡大を許してしまうことにもなりかねない。そこで、一般的な監視指導の方法では危害の発生・拡大を防ぐことができない場合には、直ちに、応急措置（例：販売の一時停止）をとることができよう、この条文が設けられている。

【参考】緊急性を要するほどの保健衛生上の危害は、一つの都道府県にとどまらないこと、緊急命令に関する判断には高度な専門知識が要求されることを踏まえ、緊急命令の発動権は、厚生労働大臣のみが有している。

111 廃棄・回収命令

□□□　★★☆［Ⅳ］【法第７０条第１項】

(廃棄等)

第七十条　〔 a 〕又は都道府県知事は、医薬品、医薬部外品、化粧品、医療機器又は再生医療等製品を〔 b 〕取り扱う者に対して、(略)第四十四条第三項、第五十五条(略)、第五十六条(略)、第五十七条第二項(略)に規定する医薬品(略)、(略)承認を取り消された医薬品(略)又は不良な原料若しくは材料について、〔 c 〕その他公衆衛生上の〔 d 〕の発生を防止するに足りる措置をとるべきことを命ずることができる。

a．厚生労働大臣
b．業務上
c．廃棄、回収
d．危険

※「都道府県知事」について、その薬局、店舗の所在地が保健所設置市又は特別区の区域にある場合は、市長又は区長となる。

【参考】不正表示医薬品又は不良医薬品等が流通していた場合には、これをすみやかに市場から排除する必要があるため、この条文が設けられている。

【参考】公衆衛生上の危害の発生を察知した者がすみやかに権限を行使できるようにするため、廃棄・回収命令の発動権は、厚生労働大臣と都道府県知事の二者が有している。その薬局等の所在地が保健所設置市にある場合は、厚生労働大臣と市長が発動権を有することになる。

112 廃棄・回収の執行

□□□ ★☆☆［Ⅳ］ 【法第７０条第２項】※現行法では第３項

（廃棄等） 第七十条 ２ 〔 a 〕、〔 b 〕、保健所を設置する市の市長又は特別区の区長は、前項の規定による命令を受けた者がその命令に〔 c 〕とき、又は〔 d 〕があるときは、〔 e 〕に、前項に規定する物を〔 f 〕させ、若しくは〔 g 〕させ、又はその他の必要な処分をさせることができる。	a．厚生労働大臣 b．都道府県知事 c．従わない d．緊急の必要 e．当該職員 f．廃棄 g．回収

【参考】廃棄・回収命令の不履行による危害の発生を察知した者がただちに対処できるようにするため、廃棄・回収命令の執行の権限は、厚生労働大臣と都道府県知事、保健所設置市の市長、特別区の区長が権限を有している。その薬局等の所在地が保健所設置市にある場合は、厚生労働大臣と都道府県知事と市長の三者が発動権を有することになる。

【参考】「前項の規定による命令」とは、廃棄・回収命令をいう。

【参考】「前項に規定する物」とは、不正表示医薬品又は不良医薬品等をいう。

113 構造設備の改善命令

□□□　★★★［Ⅳ］【法第７２条第４項】

（改善命令等）
第七十二条
4　都道府県知事は、薬局開設者、医薬品の販売業者(略)に対して、その構造設備が、(略)厚生労働省令で定める〔 a 〕に適合せず、又はその構造設備によつて医薬品(略)が第五十六条(略)に規定する医薬品(略)若しくは第六十八条の二十に規定する生物由来製品に該当するようになるおそれがある場合においては、その〔 b 〕の改善を〔 c 〕、又はその改善を行うまでの間当該施設の全部若しくは一部を使用することを〔 d 〕することができる。

a．基準
b．構造設備
c．命じ
d．禁止

※「都道府県知事」について、その薬局、店舗の所在地が保健所設置市又は特別区の区域にある場合は、市長又は区長となる。

【参考】薬局開設又は医薬品の販売業の許可後においても、その構造設備の基準適合性を確保するため、この条文が設けられている。

≪関連≫配置販売業者は構造設備を持たない業態であるため、この条文は適用されない。

114 業務体制の整備命令

□□□ ★★☆［Ⅳ］【法第７２条の２第１項、第２項】

第七十二条の二　都道府県知事は、薬局開設者又は店舗販売業者に対して、その薬局又は店舗が第五条第二号又は第二十六条第四項第二号の規定に基づく厚生労働省令で定める〔　a　〕に適合しなくなつた場合においては、当該基準に適合するようにその〔　b　〕を〔　c　〕することを命ずることができる。	a．基準 b．業務の体制 c．整備
2　都道府県知事は、配置販売業者に対して、その都道府県の区域における業務を行う体制が、第三十条第三項の規定に基づく厚生労働省令で定める〔　a　〕に適合しなくなつた場合においては、当該基準に適合するようにその〔　b　〕を〔　c　〕することを命ずることができる。	※第１項の「都道府県知事」について、その薬局、店舗の所在地が保健所設置市又は特別区の区域にある場合は、市長又は区長となる。

【参考】医薬品の販売等にあたっては、その種類に応じて薬剤師又は登録販売者を置くこと等が定められているが、薬局開設又は医薬品の販売業の許可後においても、その業務体制の基準適合性を確保するため、この条文が設けられている。

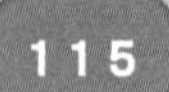

法令遵守体制の改善措置命令

□□□　★☆☆［Ⅳ］【法第７２条の２の２】

第七十二条の二の二　（略）都道府県知事は、薬局開設者、医薬品の販売業者(略)に対して、その者の第九条の二(略)、第二十九条の三、第三十一条の五(略)の規定による措置が不十分であると認める場合においては、その〔　a　〕に必要な措置を講ずべきことを〔　b　〕ことができる。

a．改善
b．命ずる

※「都道府県知事」について、その薬局、店舗の所在地が保健所設置市又は特別区の区域にある場合は、市長又は区長となる。

【参考】薬局開設者又は医薬品の販売業者の法令遵守の実効性を確保するため、この条文が設けられている。

【参考】「(略)の規定による措置」とは、薬事に関する法令の遵守を確保するための措置をいう。

116 措置の実施命令

□□□ ★☆☆［Ⅳ］ **【法第72条の4第1項】**

第七十二条の四 （略）都道府県知事は、薬局開設者、医薬品の販売業者（略）について、その者にこの法律又はこれに基づく命令の規定に違反する行為があつた場合において、保健衛生上の〔 a 〕の発生又は拡大を防止するために必要があると認めるときは、その（略）薬局開設者、販売業者（略）に対して、その業務の運営の〔 b 〕に必要な〔 c 〕をとるべきことを命ずることができる。

a．危害
b．改善
c．措置

※「都道府県知事」について、その薬局、店舗の所在地が保健所設置市又は特別区の区域にある場合は、市長又は区長となる。

【参考】 薬局開設又は医薬品の販売業の許可後においても、その許可をした都道府県知事が実効性を伴う権限を確保しておくため、この条文が設けられている。

117 条件違反の改善措置命令

□□□ ★☆☆［Ⅳ］【法第７２条の４第２項】

第七十二条の四

２ （略）都道府県知事は、薬局開設者、医薬品の販売業者（略）について、その者に（略）第七十九条第一項の規定により付された〔 a 〕に違反する行為があつたときは、その（略）薬局開設者、販売業者（略）に対して、その〔 a 〕に対する違反を〔 b 〕するために必要な〔 c 〕をとるべきことを命ずることができる。

a．条件
b．是正
c．措置

※「都道府県知事」について、その薬局、店舗の所在地が保健所設置市又は特別区の区域にある場合は、市長又は区長となる。

【参考】許可の対象となる内容は、それぞれに異なるものであることを考慮し、許可権者が個々に適切な条件を設定できるようにしている。例えば、羽虫の異常発生がみられる沼沢地の店舗では、特別の殺虫器の設置が許可の条件とされることもある。そうした条件を無視して業務を行っている許可業者には、この条文が適用され、条件違反の改善措置命令が命じられることになる。

118 管理者の変更命令

□□□ ★★★［Ⅳ］【法第７３条】

（医薬品等総括製造販売責任者等の変更命令）
第七十三条 （略）都道府県知事は、〔 a 〕又は店舗管理者、区域管理者若しくは医薬品営業所管理者（略）について、その者にこの法律その他薬事に関する法令で政令で定めるもの若しくはこれに基づく処分に違反する行為があつたとき、又はその者が管理者（略）として〔 b 〕であると認めるときは、その（略）〔 c 〕、販売業者（略）に対して、その〔 d 〕を命ずることができる。

a．薬局の管理者
b．不適当
c．薬局開設者
d．変更
※「都道府県知事」について、その薬局、店舗の所在地が保健所設置市又は特別区の区域にある場合は、市長又は区長となる。

【参考】薬局等の管理者の責務の実効性を確保するため、この条文が設けられている。

【参考】管理者の変更命令は、変更の対象者（例：薬局の管理者、店舗管理者、区域管理者）ではなく、事業者（例：薬局開設者、店舗販売業者、配置販売業者）に対して命じられる。

【参考】都道府県知事は、管理者の「変更」を命じることはできるが、その「解雇」を命じることはできない。

119 配置停止命令

□□□　★★★［Ⅳ］【法第７４条】

（配置販売業の監督） 第七十四条　都道府県知事は、配置販売業の〔　a　〕が、その業務に関し、この法律若しくはこれに基づく命令又はこれらに基づく処分に違反する行為をしたときは、〔　b　〕に対して、期間を定めて〔　c　〕による配置販売の業務の〔　d　〕を命ずることができる。この場合において、必要があるときは、〔　e　〕に対して〔　f　〕、期間を定めてその業務の〔　g　〕を命ずることができる。	a．配置員 b．当該配置販売業者 c．その配置員 d．停止 e．その配置員 f．も g．停止

【参考】配置販売業という業態には、配置販売業者の目のとどかないところで配置員が業務に従事するという特殊性がある。その特殊性を考慮しつつ、配置販売の業務の適正を確保するため、この条文が設けられている。

【参考】「その配置員に対しても」とあるように、配置停止命令は、配置販売業者に対して命じることを原則としつつ、緊急の対処が求められる場合には、配置販売業者と配置員の双方に対して命じられることになる。

120 許可の取消し

□□□ ★★☆［Ⅳ］ **【法第７５条第１項】**

（許可の取消し等）

第七十五条 （略）都道府県知事は、薬局開設者、医薬品の販売業者（略）について、この法律その他薬事に関する法令で政令で定めるもの若しくはこれに基づく処分に〔 a 〕する行為があつたとき、又はこれらの者（略）が第五条第三号若しくは（略）第二十六条第五項、第三十条第四項、第三十四条第四項（略）において準用する第五条（第三号に係る部分に限る。）の規定に該当するに至つたときは、その〔 b 〕を〔 c 〕、又は〔 d 〕を定めてその業務の全部若しくは一部の〔 e 〕を命ずることができる。

a．違反
b．許可
c．取り消し
d．期間
e．停止

※「都道府県知事」について、その薬局、店舗の所在地が保健所設置市又は特別区の区域にある場合は、市長又は区長となる。

【参考】 薬局開設者又は医薬品の販売業者の適格性を確保するため、この条文が設けられている。

【参考】 「取消し」とは、薬局開設又は医薬品の販売業の許可後に発生した事由（例：薬事に関する法令違反）により、行政の意思表示によって許可の効力を消滅させることをいう。

索引

【ア行】

【カ行】

【サ行】

【タ行】

【ナ行】

【ハ行】

【マ行】

【ヤ行】

【ラ・ワ行・数字】

4章特化 登録販売者試験クリア
薬事関係の法規・制度

2023年7月6日 第1刷発行

発行所 株式会社 ドーモ http://do-mo.jp/
東京都千代田区永田町 2-9-6

発売元 株式会社 薬事日報社 https://www.yakuji.co.jp/
東京都千代田区神田和泉町1番地 Tel03-3862-2141

印 刷 昭和情報プロセス 株式会社

ISBN978-4-8408-1622-9 C3047